# 失神外来を始めよう！

## 失神のリスク評価の考え方・進め方

**古川俊行** 著

聖マリアンナ医科大学東横病院失神センター センター長

文光堂

# 序　文

　失神は全人口の0.6％が1年間で発症する症状といわれており，まれではない症状の一つです．失神患者の多くが，来院時には何の自覚症状も持ち合わせていないことが多く，さらに複数の分野に及ぶ多数の疾患が鑑別疾患として考えられるため，診断・治療と進むことが非常に難しく，筆者も以前は一抹の不安を持ちつつ失神患者の診療に当たっていました．

　循環器内科の研修を開始した横浜南共済病院循環器内科では，西崎光弘先生が精力的に失神の診療を行っていましたが，他の業務に忙殺され傍から見ていただけでした（あの時期から失神を学んでいればと悔やまれます）．失神診療に初めて本格的に触れたのは東京医科歯科大学の大学院に入学してすぐでした．当時の指導教官であった平尾見三先生（現在の東京医科歯科大学循環器内科教授）に失神についてのデータをまとめるように指示されたことから始まります．失神の診療を調べれば調べるほど，これまで持っていた不安の原因は失神についての無知であると思い知りました．また，当時発行されていたヨーロッパ心臓病学会（ESC）の2004年のガイドラインから失神診療の奥深さを学び，海外には「Syncope Unit」と呼ばれる失神専門の診療部門の存在を知るに至りました．大学院では主に心房細動の基礎研究を行っていましたが，いずれは臨床医として働くつもりでしたので，失神の診断システムを学び臨床に生かそうと考え，先のESCガイドラインの筆頭著者であるDr. Michele Brignoleの門を叩き，イタリアのLavagnaという小さな町（人口2万人程度）の160床の小さな病院に潜りこむことができました．大学病院でもなく，心臓外科の併設もない施設で外国からの留学生はいないという状況で不安もありましたが，逆にこの病院の規模でこれだけの成果が出せるのであれば，今後どんな小規模な施設でも可能な失神診療が学べると考え留学することを決意しました．2年弱の留学で多くのことを学び，帰国後の2012年より母校の聖マリアンナ医科大学にて「失神外来」を開始することになりました．

失神の診断機器は植え込み型心電図をはじめ，この5年で少しずつ進化をし，失神診療は行いやすい体制となりました．また，近年では意識消失患者による自動車事故などの影響もあり，失神診療の重要性が認識されつつあります．このような状況で2017年4月より聖マリアンナ医科大学循環器内科明石嘉浩先生のご尽力もあり「失神センター」を開設し，失神の診療をさらに広くやらせていただくこととなりました．このような時期に本書が出版できることを非常にありがたく思います．

　本書は一般内科，開業医の先生をはじめ，救急外来で失神患者を診療する研修医や若手医師，入院病棟で診療にあたる循環器や神経の専門医の先生方に失神診療の流れ・考えかたを学んでいただき，日常診療の参考にしていただければと思い執筆しました．本書を通じて失神の診療に興味をもっていただければ非常に光栄です．

2017年4月

古川　俊行

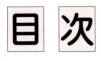

## I 失神とは～定義と原因～　1

- A 失神の定義　2
- B 意識消失・失神の分類　4
- C 失神の頻度　5
- D 危険な失神・意識消失?　6
- E 失神の再発　7
- F 失神患者の年齢と性別　8

## II 失神診療の目的とガイドラインの使い方　11

- A 原因疾患の診断の過程　12
- B 失神診療における指標　12
- C ガイドラインの使いかた　14
- D 最終的な目標は?　16

## III First touch～失神患者が訪れたら～　19

1. 問診～「てんかん」などの一過性意識消失との鑑別も含めて～　20
    - A 一過性意識消失をきたす失神と失神をきたす疾患　20
    - B 一過性意識消失と失神との違い・その見分けかた　20
    - C 問診のまとめ　28
2. 身体所見のとりかた　34
    - A 胸部の聴診　34
    - B 血管の聴診　35

|  |  |  |
|---|---|---|
| C | 血圧の測定 | 36 |
| D | 頸動脈洞マッサージ carotid sinus massage (CSM) | 37 |

3. 失神診療で必須の初期評価の検査　39
- A 心電図　39
- B 胸部レントゲン　40
- C 採　血　42
- D 頭部 CT・MRI 検査　42

4. 心疾患による失神（心原性失神）のリスクの層別化　44
- A 失神における危険因子とは？　44
- B 心原性失神におけるリスクスコア　46

5. 心原性失神のリスクが高い失神の診療（リスクの層別化後の対応）　49
- A 危険性が最も高く，緊急入院を含めた介入が望ましい失神　49
- B 入院加療が必要であるが，早期の予定入院（1週間以内）が望ましい失神　50
- C 通常の予定入院または外来での検査でも可能な失神　50

6. 心原性失神のリスクが低い失神の診療　53
- A 起立性低血圧による失神　53
- B 反射性（神経調節性）失神　58

# Ⅳ Second touch〜さらなる検査〜　77

1. さらに行う検査と適応　78
- A 心エコー検査　78
- B ホルター心電図　80

|  |  |  |  |
|---|---|---|---|
|  | C | 運動負荷試験 | 80 |
|  | D | 頭部CT・MRI | 81 |
|  | E | 脳波・頸動脈エコー | 81 |
| 2. | 専門的な検査 |  | 83 |
|  | A | 経食道心エコー | 83 |
|  | B | 冠動脈造影・心臓カテーテル検査（冠動脈CT・心筋シンチグラム） | 83 |
|  | C | 心臓電気生理学的検査（EPS） | 83 |
|  | D | チルト試験 | 84 |
|  | E | 長期心電図モニター（植え込み型ループ式心電図，イベントレコーダー等） | 88 |

## V 失神の治療　93

1. 薬物治療　94
   - A　起立性低血圧　94
   - B　反射性失神　95
   - C　心原性失神　95
2. ペースメーカー　97
   - A　起立性低血圧　97
   - B　反射性失神　97
   - C　徐脈性不整脈　99
3. カテーテルアブレーションと植え込み型除細動器　101
   - A　カテーテルアブレーション（RFCA）　101
   - B　植え込み型除細動器（ICD）　102

## VI 失神診療の発展〜Syncope Unit とは〜　107
失神診療の問題点　108

# 索　引　113

### Column
| | |
|---|---|
| 失神とてんかん | 9 |
| ガイドラインの重要性の再認識 | 17 |
| 患者さんの「失神」の表現 | 32 |
| 運転と意識消失 | 32 |
| てんかんの患者さんに対する心電図検査 | 43 |
| 心房細動を伴う失神 | 48 |
| 失神診療は先入観を持たない！ | 52 |
| 起立性低血圧患者さんで高血圧を合併している場合の管理 | 57 |
| チルト試験 | 61 |
| 患者さんへの反射性失神の説明 | 70 |
| 原因不明の失神における検査の有益性 | 75 |
| クリップのような心電計 | 90 |
| T-LOC を繰り返す 60 代女性の患者さん | 100 |
| 失神のため頭部を打撲した 40 代男性の患者さん | 104 |

# I 失神とは〜定義と原因〜

## Introduction

　失神とはいったい何でしょう？
　同じような使われ方をする用語が日本語にはたくさん存在しています．気絶，卒倒，一過性意識消失，意識消失発作などなどです．その中でも「失神」とはどんなものなのでしょうか？　本書では医学用語としての失神について学んでいきます．ちなみに英語では失神は「syncope」と書きます．一過性意識消失はそのままですが，「transient loss of consciousness (T-LOC)」となります．英語でも同様な意味の言葉として「fall」「faint」などの表現があります．

# 失神とは〜定義と原因〜

**Essence**
- 失神とは脳血流の低下による一過性の意識消失を意味する.
- 失神の頻度は統計上1年で1,000人に6人程度発症する.
- 失神診療にかかる医療費も少なくない.
- 失神・一過性意識消失には危険性の高いものが存在し,代表的なものが不整脈原性失神である.
- 失神の回数が多い患者は,失神の再発の可能性が高くなる.
- 失神は若い女性に特有なものではない.

## A 失神の定義

- 「失神」という言葉は誰でも聞いたことがある言葉だと思います.一般的には意識がなくなった状態を指しています.本書を執筆するにあたって,一般的な辞書で調べてみたところ,医学用語と違い,すべての意識消失の状態を示す場合もあるようです.また,「失心」という表記もあるようです.このためか,出版物やテレビなどで使われている失神も医学用語としての失神とは若干異なるようです.

- 2007年に発刊された日本循環器学会(JCS)の失神の診断・治療ガイドラインでは失神の定義を以下のように示しています.

- 失神は「一過性の意識消失の結果,姿勢が保持できなくなり,かつ自然に,また完全に意識の回復が見られること」と定義され,「"意識障害"をきたす病態のなかでも,速やかな発症,一過性,速やかかつ自然の回復という特徴を持つ1つの症候群である」とされています.

- さらに,その病態として

「失神をきたす病態はさまざまであるが,共通する病態生理は「脳全体の一過性低灌流」である」としています.医学用語としての失神(少なくとも循環器内科の分野では)は「脳全体の一過性低灌流」による「一過性の意識

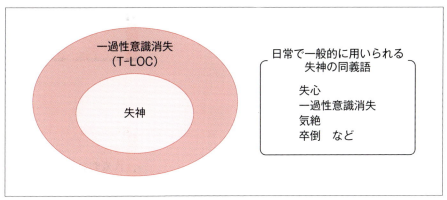

**図1 医学的な一過性意識消失・失神の関係**

消失」で,「自然に,また完全に意識の回復がみられる」ものを指すということになります.
- そのため,頭部をぶつけてしまい意識がなくなっている場合や一定の時間を過ぎても意識がない状態の場合は医学的には「失神」には当てはまらないことになります.例えば,「ボクシング中にパンチが決まって失神した」「プロレス選手が失神したまま病院に運ばれた」といった表現は医学的には正しくないといえます.
- 本書で指す失神はもちろん,JCS で示す,失神であり,**一過性意識消失 transient loss of consciousness (T-LOC) と区別**して読んでいただけると幸いです.模式的に示すと図1のようになります.また,図2を見ていただければわかるように,失神の回復後は,失神前と同様の状態に戻っています.
- ちなみに,この T-LOC という略語(「ティーロック」と発音します)は,海外の学会や論文ではよく目にする言葉ですが,あまり国内では浸透していないようです.
- さらに,**"前失神"** という言葉もあります.この言葉は失神寸前を示す言葉ですが,症状の表現としてあいまいでただ単に「めまい感」を示していることもあり,失神との鑑別が必要になってきます.

I章　失神とは〜定義と原因〜

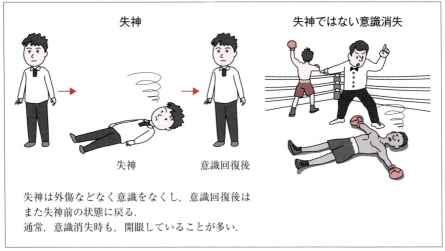

失神は外傷などなく意識をなくし，意識回復後はまた失神前の状態に戻る．
通常，意識消失時も，開眼していることが多い．

図2　失神と外因性の一過性意識消失

## B　意識消失・失神の分類

- 意識消失の原因は複数の分野にわたり，多数の疾患があります．前項で述べた失神を含め数多くのものが存在します．意識がなくなっているように見えますが実は意識のある"**偽失神**"といわれる状態もあり，鑑別に非常に苦慮しますし，ここで疾患を列挙するだけでも一苦労となります．
- ここでは失神が主役となりますので，失神を中心に考えて原因を分類してみます．一過性意識消失を単純に分けると

　　①**失神**
　　②**失神以外の意識消失**

ということになります．

- さらに，それぞれ危険性の有無で分けていくと単純に分類できます．先ほどの意識消失と失神の関係に危険性という項目を入れると**図3**のようになります．
- 一過性意識消失の分類を**表1**にまとめました．

**表 1　一過性意識消失の分類**

| 起立性低血圧 | 起立直後の失神．神経疾患に合併することもあります． |
|---|---|
| 反射性失神 | 長期の立位，採血などのきっかけがあり失神する．起立性低血圧とは違い，立位後しばらくしてから失神します． |
| 心原性失神 | 心臓の病いで意識がなくなります．徐脈を中心とする不整脈が多いですが，弁膜症などでも出現します． |
| 非失神 | 一過性の脳灌流の低下以外での原因で意識がなくなります．てんかんや低血糖などが含まれます． |

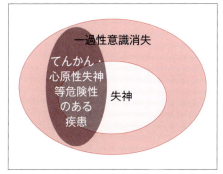

図3　医学的な一過性意識消失・失神の関係

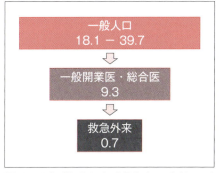

図4　1年間での1,000人の失神のイベント

## C　失神の頻度

- 失神の発生頻度は研究によりさまざまで，大規模な研究では**約6/1,000人年**といわれています．他の研究では3％前後との報告もあり数字は異なります（**表2**）．前者のデータが一般的にはよく使われており，その数字より予想すると，わが国においては計算上**1年に80万人程度の患者が失神を起こしている**と予想されます．計算上では，**人口の4割程度が生涯に一度は失神を起こす**ということになります．
- 米国からの報告では救急外来では失神を主訴に受診する患者は全体の1～2％程度とされており，その40～70％程度の受診者が入院により診療を受けています．このように失神患者は救急医療や入院診療においてはそれな

I章　失神とは〜定義と原因〜

表2　コホート研究における失神の発生率，原因別頻度と予後

| 著者<br>(報告年，国) | 追跡患者数 | 平均年齢 | 追跡期間 | 失神患者数 | 失神患者平均年齢 | 性別(男性) | 失神の発生率 |
|---|---|---|---|---|---|---|---|
| Savage<br>(1985，米国) | 5,209 | 46歳 | 26年 | 172 | 男52歳<br>女50歳 | 41% | 積算発生率<br>男3.0%，<br>女3.5% |
| Soteriades<br>(2002，米国) | 7,814 | 51歳 | 平均17.0年 | 822 | 65.8歳 | 42% | 6.2/1,000人年<br>積算発生率<br>(10年)6.0% |

りの数がいることがわかります．
- 一方で，オランダでは失神患者において，救急外来を受診するのは20〜40人に1人程度，一般外来を受診するのが2〜4人に1人程度ですので，失神患者の半分以上は医療機関の受診がないのが実情となっています．実際の失神患者の数はさらに多いかもしれません（図4）．
- 日本においては大規模調査がないためはっきりした数字はありませんが，都内の大学病院においては救急受診患者の13%がT-LOCであり，そのうち79%が失神だったという報告があります．筆者が行った都内の大学病院の循環器内科に入院した患者を対象にした調査では，4.8%の患者に失神の症状が認められました（図5）．日本においては今後の失神患者の疫学データの蓄積も必要となってきます．
- ちなみに，失神診療にかかる医療費の総額は，米国のデータでは240億ドルと報告されており，HIVや慢性閉塞性疾患にかかる医療費と同等といわれています．

## D 危険な失神・意識消失？

- ここでいう危険性の高い失神・意識消失とはどんなものを指すのでしょう？単純にいえば，失神・意識消失の原因を治療しなければ，予後が悪いということです．

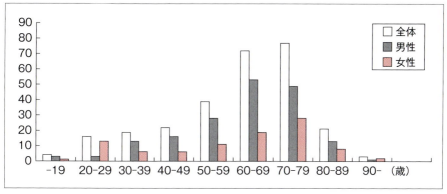

図5 循環器病棟における失神患者の年齢分布
(Furukawa T, et al. J Arrhythmia 29:217-220, 2013)

表3 リスクの高い一過性意識消失

| 失神以外 | てんかん，代謝疾患（低血糖，肝性脳症など） |
|---|---|
| 失神 | 不整脈性，弁膜症，心タンポナーデ |
| 上記を含むすべての一過性意識消失 | 外傷を伴うもの |

- 失神以外では，一過性意識消失であれば，**てんかん**が代表的なものになってきますし，失神では**心原性失神**，特に**不整脈性失神**が代表的なものになってきます．
- さらに，安全だと思われる病態でも外傷を起こす可能性が高い場合は，ある程度危険性が高いと考えたほうが良いと考えられます（**表3**）．

## E 失神の再発

- **失神には3割程度の再発がある**といわれています．救急外来のベースの研究では1年半で15％，2年半で34％と報告されています．**表4**に示すように，5〜6割程度の患者が複数回の失神を経験しています．ただ，失神の再発自体は死亡・突然死とは関係ないようです．4年以上の失神歴がある患者は迷走神経反射による失神（反射性失神）を疑う所見の一つとなり

表4 横断研究(質問票)における失神の発生率,初発年齢と複数回の失神を経験した割合

| 著者<br>(報告年,国) | 調査数 | 年齢(歳)<br>平均 or<br>中央値 | 発生率(1回は失神を経験した割合),% | | | 失神の初発年齢<br>(中央値),歳 | | | 複数回の失神を経験した割合,% |
|---|---|---|---|---|---|---|---|---|---|
| | | | 全体 | 男性 | 女性 | 全体 | 男性 | 女性 | |
| Serletis<br>(2006,カナダ) | 290 | 39 | 32 | 25 | 40* | 14 | | | |
| Chen<br>(2006,米国) | 1,925 | 62 | 19 | 15 | 22* | 25 | 33 | 22 | 47 |
| Ganzeboom<br>(2006,オランダ) | 549 | 48 | 35 | 28 | 41* | 18 | 20 | 17 | 64 |
| Ganzeboom<br>(2003,オランダ) | 394 | 21 | 39 | 24 | 47* | 15 | 15 | 15 | 62 |

＊女性＞男性　有意差あり

ます.
- 経験した失神の回数が多いほど,再発のリスクは高くなるといわれており,生命予後とは関係ないようですが,生活の質を落としてしまいます.患者さんによっては,再発を怖がるために外出ができなくなるような方もいます.このような方は,原疾患と関係なく医療の介入が必要となってきます.

### F　失神患者の年齢と性別

- 失神を起こす患者は若い女性のイメージがありますが,コホート研究における平均年齢は50歳前後,4割は男性となっており,筆者が調べた入院患者のデータでも平均年齢は61歳であり,66％は男性でした.65歳以上の高齢者も半数程度でした.年齢の分布でも,ピークは70歳代でした.入院患者という,選択された集団ですが,決して若い女性だけのものではないことがわかります.
- 失神は男性にも女性にも起こり,高齢者に多い症状ということになります.若年者では反射性失神が多く,高齢者では心原性失神などが多くなっていくようです.

## Column　失神とてんかん

　失神外来にはてんかんの診断を受けた患者さんが来院されることがしばしばあります．いらっしゃる理由は『てんかんの診断が納得できない．』ということになります．筆者が聞いてみてもてんかんの可能性が高い患者さんも低い患者さんもいらっしゃいます．

　抗てんかん薬の内服を望まない方，他のコラムでも書いていますがてんかんと失神患者では運転の制限の期間に違いがあることから，生活上運転が必要な患者さんではてんかんを否定して早く運転を再開したいと考えている方が多いようです．

　てんかんと失神の違いは，簡単に言えば，血液が脳細胞に供給されないために意識がなくなるのが「失神」で，脳細胞の異常な興奮で意識がなくなるのが「てんかん」となりますので**全く違った病態**となりますが，一過性意識消失としての症状は似ており，鑑別が困難な患者さんをしばしばお見かけします．痙攣があればてんかんということをよく耳にしますが，失神患者でも痙攣はしますし，痙攣のないてんかんも存在します．

　すでにてんかんの診断がなされており，抗てんかん薬を内服している患者さんが失神の精査を行ったところ，反射性失神などの他の一過性意識消失が見つかることもあります．このような場合に抗てんかん薬が中止可能かどうかという質問を患者さんからされることがしばしばあります．**「失神の診断＝てんかんの否定」とはなりません．**前医の紹介状には軽度の脳波の異常がある場合もあり，最終的には抗てんかん薬を処方している先生と相談ということになってきます．抗てんかん薬の処方のガイドラインのまとめたものがありますので，てんかんが疑われるが確証がない場合の薬剤使用の参考にしてください（表）．個人的にはてんかんの診断に確証がないときは失神の鑑別をしていただけるとありがたいと思います．

## I章　失神とは〜定義と原因〜

### 抗てんかん薬の内服に関してのガイドラインまとめ

**■管理**

初回の非誘発性てんかん発作が起こった成人に対し，直ちに抗てんかん薬による治療を開始すれば短期（2年）の再発リスクを低減できるか？

| エビデンスレベル | 中等度 | 2回目の発作まで治療の開始を延期した場合と比べ，初回発作後直ちに抗てんかん薬による治療を開始することで，初回発作後2年間の再発リスクを低減できる可能性があることを患者に伝えるべき（レベルB） |
|---|---|---|
| | 弱い | 2回目の発作まで治療の開始を延期した場合と比べ，初回発作後直ちに抗てんかん薬による治療を開始しても，QOLは向上しないかもしれないことを患者に伝えるべき（レベルC） |

非誘発性てんかん発作の成人患者に対し，初回発作後直ちに抗てんかん薬による治療を開始したほうが，再発後に開始するよりも予後〔長期（3年超）の寛解など〕を改善できるか？

| エビデンスレベル | 中等度 | 初回発作後直ちに抗てんかん薬による治療を開始しても，長期の予後改善（寛解維持）は期待できないことを患者に伝えるべき（レベルB） |
|---|---|---|

**■抗てんかん薬治療に伴うリスク**

初回の非誘発性てんかん発作の成人患者に対する抗てんかん薬治療に伴う有害事象の頻度は？

| エビデンスレベル | 中等度 | 抗てんかん薬の使用による有害事象の発生リスクは7〜31％（レベルB）で，これらの有害事象はほとんどが軽度かつ可逆的であることを患者に伝えるべき（レベルB） |
|---|---|---|

（Neurology 84：1705-1713, 2015を基に作成）

# II 失神診療の目的とガイドラインの使い方

## Introduction

　失神の発作は突然起こります．非発作時には異常がないことが多く，そのため診断に苦慮します．多数の検査をしても原因がわからない場合も少なくありません．特に治療しなくても再発しないものもありますが，原因不明のまま再発を繰り返す患者が存在します．失神患者を診察するうえで，その目標は何か，何を基準に診療していくかを考えていきましょう．

　もっとも，一般的な診療の基準はガイドラインです．失神にも複数のガイドラインがあり，その使い方等にも触れてみます．

## II章 失神診療の目的とガイドラインの使い方

# 失神診療の目的とガイドラインの使い方

### Essence
- 失神の診断にはリスクに応じた適正な検査を適正な患者に行う必要がある.
- ガイドラインに準じた診療は効率的な可能性が高い.
- 失神診療の最終目標は再発の予防である.

## A 原因疾患の診断の過程

- 失神患者は診察時には意識が清明であり，意識消失を起こす明らかな原因がわからない方がほとんどです．すべての患者に，**100％診断をつけ，適正な治療を行うことが理想ですが，現実的には不可能です．**

- すべての患者さんに可能な限りの検査を行い，診断率を上げていくという方法もありますが，入院による治療を行っても一定の患者の失神は原因が不明のままです．

- 複数領域に及ぶ多数の疾患の中から失神の原因診断するのは困難を極めます．

- 筆者の調査においても入院した患者さんの10％は診断がつきませんでした．また，思いつくすべての検査を患者さん全員に施行すれば偶然診断できる可能性もありますが，ほとんどの検査が無駄に終わってしまい，多くの医療費や労力が無駄になってしまうということになります．そうならないために，適正な検査を適正な患者に施行することで，診療の効率を上げていく必要があります．

- そのためには，**原因を深く追究する必要のある患者と，その必要のない患者の振り分けが必要**になります．その振り分けは何を指標に行っていけばよいのでしょうか？

## B 失神診療における指標

- 各疾患において学会をはじめさまざまな団体よりガイドラインが作成されていて，もちろん失神にもガイドラインが存在します．

表1　ガイドラインの推奨度

| class I | 有益であるという根拠があり，適応であることが一般に同意されている． |
|---|---|
| class IIa | 有益であるという意見が多い． |
| class IIb | 有益であるという意見が少ない． |
| class III | 有益でないかまたは有害であり，適応でないことが同意されている． |

● 代表的なものに日本循環器学会により 2007 年制作され，2012 年に改訂された『**失神の診断・治療ガイドライン（2012 年改訂版）**』やヨーロッパ心臓協会（ESC）により制作された『Guidelines for the diagnosis and management of syncope (version 2009)』があり，複数あるガイドラインのなかで，この 2 つが日本では一般的です．

● ガイドラインの推奨度は通常，**表1**のように示されています．

● 特に ESC のガイドラインではすべての **T-LOC の中から失神を見分け**，どのように**診療**するかが記載されています．その中で，**心原性失神のリスクに応じた診療が勧め**られています．この中で，失神患者を以下のように3 つの群に分けています（**図1**）．

①高リスク群
②低リスク・再発性失神
③低リスクまれ（1 年に 1 回以下）

● 一般的にリスクとは心疾患を原因とする，心原性失神に対するリスクを指すと考えてください．

→①の**高リスク群**：必要な入院を含めて必要な検査を行い，診断のつかない場合は植え込み型ループ式心電図を含めた長期心電図モニターを行います．

→②の**低リスク・再発性失神**：必要に応じ，自律神経機能の検査等を行い，必要であれば長期心電図モニターの使用を検討していきます．

II章 失神診療の目的とガイドラインの使い方

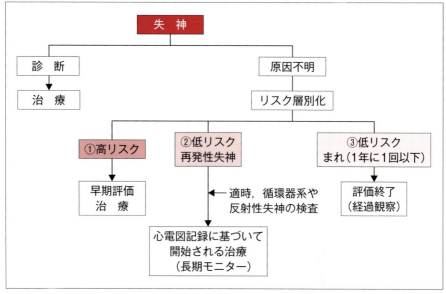

図1 失神の心原性失神のリスク層別化とその後の診療の概要

- →③の低リスク（まれ；1年に1回以下）：初期診療後に異常が認めなければ経過観察可能となっています．
- 実際，①の高リスク群では，冠動脈の評価や電気生理学的検査などの侵襲的な検査も含めて行うことになりますので，循環器内科を中心とした専門医の診療が必要となってきます．
- このように考えると，**失神の診療はリスク層別化を行うことが第一の目標**となってきます．**表2**に主なガイドラインとその URL をまとめましたので，ご興味ある方は本書の後にでもご一読頂ければ失神に関しての理解がより深くなるかと思います．

## C ガイドラインの使いかた

- 診察するうえでガイドラインはどのように活用すべきものなのでしょう？憲法のように完全に従うべきものなのでしょうか？ それとも，参考書として必要なときに使えばいいものなのでしょうか？

**表2　失神に関する主なガイドライン**

| 学　会 | ガイドライン | URL |
|---|---|---|
| 日本循環器学会 | 失神の診断・治療ガイドライン（2012年改訂版） | http://www.j-circ.or.jp/guideline/pdf/JCS2012_inoue_h.pdf |
| ヨーロッパ心臓病協会 ESC（European Society of Cardiology） | Guidelines for the diagnosis and management of syncope（version 2009） | http://eurheartj.oxfordjournals.org/content/ehj/30/21/2631.full.pdf |
| NICE（The National Institute for Health and Care Excellence, UK） | transient loss of consciousness（blackouts）in adults and young people | http://www.ncbi.nlm.nih.gov/pmc/articles/PMC3020048/pdf/bjgp61-040.pdf |

- すでに自分の診察方法，診療方法が確立されており，それに従って診療されている先生やガイドラインとは診療に対する考えかたが違うという先生もいらっしゃるかもしれません．そのような場合にはガイドラインを使用せずとも患者さんにとって有益な診療が可能かもしれません．
- ガイドラインとはその分野の診療にかけた複数の先生方が提案し，同意を得ながら作成していきます．その結果，有益な情報が詰まったものになっています．
- その分野において見識の少ない場合にはガイドラインを道しるべとして診療を行うことは，診療における間違いを少なくすることでしょう．
- また，結果として診療結果が患者さんに有益でなかった場合（失神の場合は診断などが間違っていた場合などになりますが），診療に対する正当性を主張する根拠となります．このように考えると，ガイドラインは憲法というのは大げさかもしれませんが，ある程度は従うべきものと考えます．
- また，筆者の失神診療の恩師であるBrignole先生（ティグリオ病院）はESCの失神ガイドラインの主要作成メンバーでした．他のメンバーも含め，ガイドラインが正しいかどうかの検証を常に行っており，その結果を論文として公表していました．
- 彼らの考えではガイドラインに従った診療を行い，ガイドラインの間違い

を見つけ，次のガイドラインにフィードバックしていくというものでした．そのため，ヨーロッパの失神診療の中心的な施設ではガイドラインを非常によく遵守しており，現在までの研究結果の多くはその診療を基にしています．さらに進化したガイドラインを作成するためにも，ガイドラインを遵守した診療を積み重ねることもまた重要といえます．

> **注意！** 頭部CT，MRIはやってはいけないの？（ESCの推奨度より）
>
> 失神患者に対する検査では日本では一般的に行われている検査であっても，ESCのガイドラインでは推奨度が低いものがあります．例えば，頭部のCT・MRIはESCでは神経症状のない患者に対してはclass Ⅲとなっており，やってはいけないということになっています．もちろん，すべての患者さんに行うべき検査ではありませんが，日本ではCT，MRIの普及率が著しく高いので，頭の病気を心配する患者も多く存在します．さらに，頻度は少ないながらも頭蓋内の疾患が存在することもありますのである程度，日本の現状と合わせた医療が必要となってきます．また，頭部の打撲をしている患者もしくは打撲を否定できない患者には頭部CT・MRIは必要となってきます．

## D 最終的な目標は？

- 先ほどのBrignole先生は世界に先駆け「Syncope Unit」（→Ⅵ章参照）と呼ばれる失神診療部門を作っています．**彼は失神診療の最終的な目的は「失神の再発を90％以上予防すること」**といっていました．
- そもそも「Syncope Unit」の目的は効率的な診療で医療費を抑制することも含まれていますので，**安く効率的な治療を行い，再発を予防する**ということが筆者なりの**失神診療の目的**になります．いつも診断に走るあまり深追いしすぎないように注意しています．

## Column　ガイドラインの重要性の再認識

　ガイドラインでは失神の診療の指針が示されています．ガイドライン通りの診療がいつもbestとは限りませんが概して間違ってはいないようです．
　80代の男性の方で週に数回の失神で来院されました．初診での検査では有意な心電図異常もなく，心エコー上も正常範囲内でした．お話を聞くと，明らかな反射性失神を示す症状はありませんでしたが，心原性を示唆する所見に乏しく，ガイドライン上では「低リスク再発性」ということになります．高齢でもあるため，チルト試験は行わずにガイドライン通り長期の心電図モニターを使用することにしました．
　1週間の心電図モニターを行いましたが，その期間中失神は認めませんでした．ただ，数回の前失神がありました．心電図の解析結果が戻ってきたところ，心房粗動が出現し，房室ブロックが出現し数秒のポーズを含む徐脈が出現していました．この患者さんの場合は失神の回数から考えると入院でのモニター管理という方法もありましたが，今回は外付けループレコーダーexternal loop recorder (ELR) にて診断がつきました（図）．
　ガイドライン通りの診療で非常に早く診断がついた症例でした．この患者さんは失神外来を始めた初期に来院されており，この診断によりガイドラインの重要性を改めて認識しました．

**外付けループレコーダーにより記録された心房粗動に伴うポーズ**

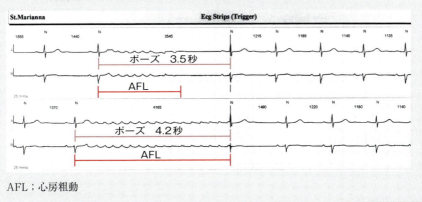

AFL：心房粗動

# First touch
## 〜失神患者が訪れたら〜

## Introduction

　失神診療を専門とする診断部門がほとんどないわが国では，患者が意識消失を主訴に来院するケースはさまざまな場面で遭遇します．救急の場合では救急車到着時には意識が清明となっていることが多く，3次救急よりも1次・2次救急に搬送され，診療科も一般内科，神経内科，脳神経外科，循環器内科とさまざまな分野に振り分けられることが多いようです．また，整形外科などの外傷の領域においても，意識消失による転倒により2次性の外傷を起こし，外傷治療のために受診し，診察中に判明することもあります．

　筆者も救急担当の時にはこのような理由で他科からのコンサルトを受けることがしばしばありました．また，救急診療に携わっていない先生でも，意識消失発症後数日経ってから来院される場合，診察中に「そういえば，このあいだ…」というように相談を受けるケースもあるようです．内科に限ったことではないようで，実際に筆者の失神外来にも眼科，泌尿器科などの開業の先生からのご紹介を受けることがあります．

　このように，すべての医師に意識消失の鑑別およびリスク評価が必要な場面が訪れる可能性があります．そのような場面では，初期診療 (First touch) が重要なものとなってきます．その初期診療を元に，①高次医療機関での診療が必要か？　②今すぐに必要か？　③どの診療科が適切か？　を判断することになります．

　医療訴訟の記事を眺めていると，一過性意識消失の診察後に不幸な経過となってしまい，訴訟になってしまう例も散見されます．大げさに感じるかもしれませんが，First touch における判断が患者さんや医師の運命を左右する場合もあり，ここでは一過性意識消失のなかでの失神と非失神の鑑別やリスク評価をするうえで必要になる問診や検査，およびその評価方法を述べていきたいと思います．

Ⅲ章　First touch〜失神患者が訪れたら〜

# 1. 問診〜「てんかん」などの一過性意識消失との鑑別も含めて〜

**Essence**
- 問診で重要なのは一過性意識消失および同様の症状を起こす疾患を考えながら，失神なのか，それとも他の一過性意識消失なのか鑑別していく．
- 一過性意識消失のなかでも，「失神」なのか「てんかん」なのかを考え問診を進めていく．
- 失神と考えられた場合は，心原性（心疾患が原因）なのか，自律神経性なのかを鑑別していく．

## A　一過性意識消失をきたす失神と失神をきたす疾患

- 意識消失の原因は多岐にわたります．なかには意識がなくなっていない状態でも本人には記憶がないか，記憶が曖昧なため意識をなくしたと考えている場合もあります．
- さらに前失神といわれる，失神に至る前の症状まで含めてしまうと，さらに多くの疾患が考えられます．
- 表1のように，失神，失神ではない一過性意識消失，意識消失を伴わないもの（意識がなくなっているように見える疾患）に分けられています．
- 注意が必要なのは，すべての患者さんの主訴は「意識がなくなった」であるということです．失神・一過性意識消失の診断とはこの中の疾患（なかには違う疾患のこともありますが……）にどのようにしてたどり着くかということになります．

## B　一過性意識消失と失神との違い・その見分けかた

- 失神の問診で重要なことは，失神とその他の原因による一過性意識消失（てんかんや脳震盪）の区別および，失神のリスクの層別化です．
- ヨーロッパ心臓病協会（ESC）のガイドラインでは一過性意識消失（T-LOC：transient loss of consciousness）の鑑別方法として，図1[1]のよう

## 1. 問診～「てんかん」などの一過性意識消失との鑑別も含めて～

**表1　一過性意識消失の原因**

| ①失神ではない意識消失の原因 |
|---|
| 1. 意識消失(完全～不完全)を来すが，脳全体の低灌流を伴わないもの<br>　①てんかん<br>　②代謝性疾患(低血糖，低酸素血症，低二酸化炭素血症を伴う過呼吸)<br>　③中毒<br>　④椎骨脳底動脈系の一過性脳虚血発作 |
| 2. 意識消失を伴わないもの<br>　①脱力発作(cataplexy)　　　　　④機能性(心因性)<br>　②転倒発作(drop attacks)　　　⑤頸動脈起源の一過性脳虚血発作<br>　③転倒 |

(文献1, 2)より引用改変)

| ②失神の原因 |
|---|
| 1. 起立性低血圧による失神<br>　①原発性自律神経障害<br>　　純型自律神経失調症，多系統萎縮，自律神経障害を伴うParkinson病，レビー小体型認知症<br>　②続発性自律神経障害<br>　　糖尿病，アミロイドーシス，尿毒症，脊髄損傷<br>　③薬剤性<br>　　アルコール，血管拡張薬，利尿薬，フェノチアジン，抗うつ薬<br>　④循環血液量減少<br>　　出血，下痢，嘔吐等 |
| 2. 反射性(神経調節性)失神<br>　①血管迷走神経性失神<br>　　(1) 感情ストレス(恐怖，疼痛，侵襲的器具の使用，採血等)<br>　　(2) 起立負荷<br>　②状況失神<br>　　(1) 咳嗽，くしゃみ　　　　　(4) 運動後<br>　　(2) 消化器系(嚥下，排便，内臓痛)　(5) 食後<br>　　(3) 排尿(排尿後)　　　　　(6) その他(笑う，金管楽器吹奏，重量挙げ等)<br>　③頸動脈洞症候群<br>　④非定型(明瞭な誘因がない/発症が非定型) |
| 3. 心原性(心血管性)失神<br>　①不整脈(一次的要因として)<br>　　(1) 徐脈性：洞機能不全(徐脈頻脈症候群を含む)，房室伝導系障害，ペースメーカー機能不全<br>　　(2) 頻脈性：上室性，心室性(特発性，器質的心疾患やチャネル病に続発)<br>　　(3) 薬剤誘発性の徐脈，頻脈<br>　②器質的疾患<br>　　(1) 心疾患：弁膜症，急性心筋梗塞/虚血，肥大型心筋症，心臓腫瘍(心房粘液腫，腫瘍等)，心膜疾患(タンポナーデ)，先天的冠動脈異常，人工弁機能不全<br>　　(2) その他：肺塞栓症，急性大動脈解離，肺高血圧 |

(文献1)より引用改変)

Ⅲ章　First touch〜失神患者が訪れたら〜

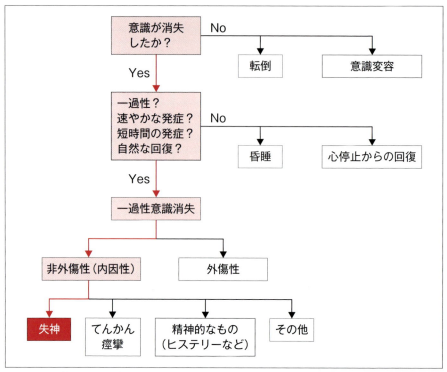

**図1　一過性意識消失を失神と考えるまでのフローチャート**（文献1）より引用改変）

に示しています．
- ESCのガイドラインでは意識消失を起こしたかどうかまでさかのぼって鑑別してきます．

## 1　まず確認すること

### 1．意識消失しているか？

- 患者さんは転倒しただけでも，周囲の人は意識がなくなっていると考える場合があります．
- いわゆる前失神の患者さんでは失神の軽い症状の場合といわゆる内耳性のめまいや筋力低下によるふらつきを主訴に来院される患者も存在しますの

で注意が必要です．
- 逆に，意識がなくなり転倒した患者さんであっても転倒し外傷を負っている場合があるため，転倒しやすい場所ではないのに転倒した患者さんがいた場合は，意識消失の有無の確認が必要になります．

## 2．一過性か？

- 失神の場合，一過性で回復の早い場合が多く，通常，自然に意識は回復し，**意識消失時間は数秒から長くても5分程度**です．**20分以上続く場合は失神以外の意識消失を考える必要があります．**
- また，何らかの治療を受けて回復した場合（例えばブドウ糖液を静注して回復した場合や電気ショック，心臓マッサージ（心肺蘇生を受けた）を施行され意識が回復した場合）も通常失神には含めません．予想される疾患の治療を優先して行います．
- 来院時に意識消失が続いている場合は失神ではなく，昏睡と考えられます．脳疾患，代謝疾患の精査を行ってください．

## 3．外傷によるものではないか？

- 頭部打撲による意識消失はいわゆる失神とは違います．
- ただ，失神などによる意識消失後に転倒し頭部を打撲した場合，前後の症状を全く覚えていないことがあります．このような場合，打撲による障害や外傷がなければ，失神として診療する必要があります．

- 1～3を確認し，非外傷性（内因性）と考えられた場合に**表2**に示すような他の内因性のT-LOCを除外後に「失神」としての診療を開始します．

### 2 診断の参考になる問診事項

- 診断の参考になる問診事項を下記にあげます．ここでは失神の除外を中心に述べていきます．

表2 失神とてんかんの鑑別に有用な病歴

| | 失神を疑う症状 | てんかんを疑う症状 |
|---|---|---|
| T-LOC 前の症状 | 嘔気,嘔吐,腹部の不快感,冷汗,ふらつき,かすみ目 | アウラ(幻臭等) |
| T-LOC 中の症状(目撃者より聴取) | 通常15秒より短い,意識消失後の痙攣 | 意識消失開始時からの長い痙攣,片側性痙攣,不随意運動,舌咬,青白い |
| T-LOC 後の症状 | 短い吐き気,嘔吐,顔面蒼白 | 長期の混乱,筋肉痛 |

## 1. 前失神なのか,失神を含む意識消失なのか

- 前失神の場合はただのめまいであることもあります.
- **回転性のめまい**ではないか,**筋力低下によるふらつき**ではないかを確認してください.
- 倒れる方向がいつも同じといった場合には**脳疾患**などの鑑別が必要です.

## 2. 家族歴

- 失神,特に**心原性失神**を鑑別するために最も重要なのは**突然死の家族歴**や**心臓病,特に遺伝性の不整脈疾患(QT延長症候群,Brugada症候群)の家族歴**です.
- 他にも**神経疾患・精神疾患の家族歴**が参考になることがあります.

## 3. 既往歴

- **現在までの失神の回数**,似たような**前失神の有無**,**精神疾患の既往歴**.
- 心原性失神の鑑別には**心疾患の既往**.
- 起立性低血圧の原因として**変性疾患**,**貧血**などがあり,神経疾患や消化管出血の既往も確認が必要です.

## 4. 意識消失の起きた状況

●意識消失の起きた状況を聞いていきます．経過の長い患者さんや，複数回の発作のある患者さんでは意識消失の起きた状況を把握するのに20分以上かかることもあります．

1) 失神の起きた時間帯

●**起床直後**：立ち上がったときに起立性低血圧の発症が多い．

●**午前中**：反射性失神は午前中の発症が多い．

2) 労作時，仰臥位，他のトリガー

●**仰臥位**：心原性失神が疑われる．反射性失神は否定的．

●**労作中**：心原性失神が疑われる．反射性失神は否定的．

●**労作直後**：反射性失神，心原性失神の両方が疑われる．

●**食事，痛み，情動の変化，排便，排尿**は反射性失神のトリガーとなりますので，トリガーとなりうるイベントの有無を確認してください．トリガーは一般的でないものもありますので，失神前の状況を細かく確認し，複数回の失神の前に同様のことがあればトリガーの可能性があります．

3) 飲酒の量と飲酒後の時間の確認

→軽度の飲酒であっても血管拡張を引き起こすため起立性低血圧，反射性失神の原因となりえます．長時間の飲酒の場合，寝不足などのため翌日の失神のエピソードも多いようです．

4) 首を大きく動かしていたか？

→頸動脈過敏性失神が疑われます．椎骨動脈の異常でも同様に失神します．

5) 意識消失時の状況（期間：日～週単位）

●**疲れがたまっていたか？ 寝不足？ 精神的な悩み？**

→疲労，心労は反射性失神を発症しやすい状態にします．

●**水分の摂取状況，普段の塩分の摂取状況**

→水分の摂取量が少ない患者さんや，塩分の摂取の少ない患者さんでは起立性低血圧での反射性失神を発症しやすくなります．1日に2～3Lの水分の摂取および7g程度の塩分の摂取が推奨されています．

## 6）意識消失直前の症状

### ● 全く覚えてない
→反射性失神では前駆症状等があり，倒れるときのことを覚えていることが多いですが，覚えていない患者さんのなかで，

**意識消失する前からの記憶がない**：てんかんでは意識消失前後の記憶が曖昧になります．また，頭部の打撲がある患者さんは同様の症状になることがあります．

**直前までは覚えているが，気が付いたら倒れていた**：心原性失神では突然血圧が下がり失神するため記憶が突然途切れますが，失神前後の記憶は通常通り覚えていることが多いです．

### ● 動悸（特に強い動悸の有無）
→強い動悸の場合は**頻脈性不整脈**を考えます．反射性失神でも動悸自覚症状後に気分不快を伴い失神します．動悸の症状については，心原性失神や反射性失神の項（Ⅲ章-6-B）で説明させていただきます．

### ● 気分不快，冷汗
→典型的な反射性失神の症状です．詳細は反射性失神の項で解説します．

### ● 意識消失前の神経症状
→一過性脳虚血発作（TIA）での失神は非常にまれですが，失神前に麻痺が出現した場合は脳虚血の疑いがあります．また，意識消失前の幻覚，特に幻臭はてんかんの前駆症状で aura と呼ばれています．

> **注意！** 失神前の記憶のない患者さんの注意点
>
> 失神前の記憶が全くない患者では，突然の不整脈が疑われます．ただ，高齢者では起立性低血圧や反射性失神でも症状が全くないこともあります．また，頭部を打撲し脳震盪のために前後の記憶がない患者さんがいます．このような場合にはリスクを想定して診療を進めていきます．

## 7）意識消失中の状況（目撃者も含めて聴取）

### ● 痙攣の有無（目撃者も含めて聴取）
→**失神の場合**，全脳の血流の低下が起こってから痙攣が始まりますので，

## 1. 問診〜「てんかん」などの一過性意識消失との鑑別も含めて〜

　意識消失後，数秒してから痙攣し，**通常は全身性**です．
　→**てんかんの場合**は意識消失と同時に痙攣が出現し，局所的な痙攣の場合もあります．

●**意識消失していた時間（目撃者より聴取）**
　→失神は通常数秒から長くても 5 分程度で意識が回復しますが，代謝性疾患，てんかんでは体位に関係なく意識消失が持続することがあります．

●**外傷（特に頭部外傷）の有無**
　→外傷と意識消失の原因疾患に関しては不明な点が多いようです．ただ，てんかんで強直性の痙攣をおこしたときには四肢の打撲をおこすことや，外傷，特に頭部外傷を伴う意識消失では，再発時に同様に外傷をおこす可能性があり，ある程度のリスクを考え診療する必要があります．

●**舌を噛んでいたか**
　→近年の報告では，てんかんの場合に舌咬をおこすことが報告されており，ESC のガイドラインでも同様に扱われています．意識消失時に舌を噛んでいる場合はてんかんの可能性も視野に入れる必要があります．

●**異常行動（目撃者より聴取）**
　→側頭葉てんかんでは，本人が記憶のない状況で，唾を吐くなどの異常行動が出現することが知られています．特に痙攣がない場合でもてんかんを疑う必要がでてきます．

8）意識消失後の状況

●**覚醒後の意識混濁**
　→失神では長時間の心停止がなければ，覚醒後の意識は比較的清明です．頭部打撲もなく，覚醒後の既往があいまいな場合（例えば目が覚めてから家族に電話したことを覚えてないとか，歩いて救急車に乗ったことを覚えてないような場合）は失神ではなく，てんかんが考えられます．
　→まれですが，筆者の外来に，気がついたら知らないところを歩いていたという患者さんが来院されます．失神の場合，病態より，意識消失中に移動することは不可能であり，他の原因の一過性意識消失と考えられ，最終的には神経内科にててんかんと診断されました．

- 筋肉痛
    - →**てんかんの場合**は長時間にわたり痙攣が持続する場合があり，このときは無意識に非常に強い力を入れています．そのため，覚醒後しばらくしてから筋肉痛が出現することがあります．
    - →**失神の場合**，打撲のため局所の筋肉痛が出現することがありますが，全身性に出現することはまれです．

> **Point** 患者さんから失神時の状況を正しく引き出すコツ
>
> 失神の問診をする場合，ある一定の時間で必要なことを聞き出す必要があります．患者さんに一方的に話していただいた場合では長くなることが多々あります．筆者の場合，問診票を作成しそれに合わせて質問していくことで，取りこぼしのない問診を短時間で行うようにこころがけています．日本循環器学会のガイドラインを参考に作成した病歴チェックリスト（**表3**）と，当院で使用している問診票（**表4**）を示します．当院のリストでは研究目的もあり長いものとなっています．

## C 問診のまとめ

- 病歴として
    - ①長時間の立位後や排尿，排便，情動興奮などのトリガーが存在し，悪心，冷汗などの自律神経症状が随伴している失神
        - →予後良好な，**神経反射性失神の疑い**が強くなり，
    - ②運動中の発生また胸痛を伴う失神
        - →リスクの高い**心原性失神の疑い**が強くなります．
- なかには意識消失時の状況を全く覚えていない方，周囲が意識消失を確認していても自分では意識消失の自覚のない患者さんも存在します．さらに，頭部打撲を併発している場合には，脳震盪などの影響や高齢者では前後の記憶が全くないといったこともありますので，周囲の目撃者も含めて問診が必要になってきます．
- 問診で重要なことは**失神以外の意識消失の除外**と，**緊急性のある失神，意識消失を見分ける**ことにあります．

## 1. 問診～「てんかん」などの一過性意識消失との鑑別も含めて～

**表3 病歴チェックリスト**

| | 心原性失神を示唆 | 反射性失神を示唆 | その他 |
|---|---|---|---|
| 家族歴 | | | |
| | □心臓突然死<br>□遺伝的不整脈疾患 | | |
| 既往歴 | | | |
| | □うっ血性心不全<br>□心室性不整脈<br>□虚血性心疾患<br>□その他の心疾患<br>□抗不整脈薬内服 | □4年以上前からの症状 | □糖尿病<br>□神経疾患<br>□てんかん<br>□精神疾患 |
| 失神発生時 | | | |
| 体 位 | □仰臥位 | □立位 or 座位 | |
| 活 動 | □運動中 | □首の回旋や圧迫<br>□運動直後<br>□排尿中 or 直後<br>□排便中 or 直後<br>□咳嗽中, 嚥下直後 | |
| 環 境 | | □医療処置中<br>□精神的緊張<br>□痛み<br>□混雑した環境<br>□長時間の立位<br>□暑苦しい環境 | |
| 失神前後の症状 | | | |
| | □胸痛・背部痛<br>□強い動悸<br>□呼吸困難<br>□前駆症状なし | □体の暑くなる感じ<br>□発汗<br>□悪心<br>□腹痛<br>□弱い動悸 | □頭痛<br>□長時間の意識混濁<br>□舌咬<br>□開眼しての T-LOC |

循環器病ガイドシリーズ．失神の診断・治療ガイドライン（2012年改訂版）を参考に作成

## Ⅲ章　First touch〜失神患者が訪れたら〜

### 表4　問診票の1例

---

# 失神の問診

（お名前）_____　（性別）男・女　（年齢）　　歳

（住所）_____

（電話番号）_____

当院をどちらでお知りになりましたか？　_____

現在までにこの症状でどちらかの医療機関を受診されていますか？
_____

1. 最後に失神が起きた（気絶した）のはいつですか？　　　　　月　　日頃

2. どのくらいの時間失神（気絶）していたかわかりますか？　　分　　秒程度

3. 失神が起きる前（気絶する）に何をしていましたか？
   □ 立ちあがってから数分以内に失神した　　□ しばらく立った状態でいた（　）分位
   □ 排便・排尿の直後　　　　　　　　　　　□ お酒を飲んでいた
   □ 食事の直後　　　　　　　　　　　　　　□ 咳をしていた
   □ 入浴中または入浴直後　　　　　　　　　□ 腕を動かしていた
   □ 首を回したり，首の周りを刺激したりした　□ 運動中，運動直後
   □ その他（　　　　　　　　　　　　　　　　　　　　　　）

4. 失神が起きる（気絶する）前に次のような症状を感じましたか？
   □ 目の前が暗くなった　　　　□ 顔面蒼白
   □ 動悸　　　　　　　　　　　□ めまい
   □ 発汗　　　　　　　　　　　□ 嘔気・嘔吐
   □ 倦怠感　　　　　　　　　　□ 腹痛などのお腹の症状
   □ 胸痛　　　　　　　　　　　□ 頭痛
   □ その他（　　　　　　　　　　　　　　　　　　　　　　）

## 1. 問診～「てんかん」などの一過性意識消失との鑑別も含めて～

### 表4 つづき

5. 失神（気絶）時に痙攣がありましたか？　　　　□はい　　　□いいえ

6. 失神（気絶）から回復した後，嘔気や発汗がありましたか？　□嘔気　　□発汗

7. 失神（気絶）したとき，転ぶなどして怪我をしましたか？どこかにぶつけたような痛みがありますか？　また舌をかんだりはしませんでしたか？
　　　□怪我やぶつけたような痛みがある　　部位＿＿＿＿＿＿＿　□なし

8. 心臓の病気がありますか？　　　　　　　□はい（　　　　　）□いいえ

9. 健康診断等で心電図異常を指摘されましたか？　□はい（　　　　　）□いいえ

10. その他なにか病気をお持ちですか？　　　□はい（　　　　　）□いいえ
11. 現在どんな薬を飲んでいますか？

＿＿＿＿＿＿＿＿＿＿＿＿＿＿＿＿＿＿＿＿＿＿＿＿＿＿＿＿＿＿＿＿＿＿＿
＿＿＿＿＿＿＿＿＿＿＿＿＿＿＿＿＿＿＿＿＿＿＿＿＿＿＿＿＿＿＿＿＿＿＿

12. 今回の失神（気絶）以外にも同様の症状がありましたか？
最初の症状　　　＿＿年　＿＿月頃　　　現在までの回数　＿＿＿回
2年前からの回数　＿＿＿回　　　　　　1年前からの回数　＿＿＿回
6ヵ月間の回数　　＿＿＿回

13. そのほか何か特別なこと，医師に伝えたいことがありましたらここにお書きください．

Ⅲ章　First touch～失神患者が訪れたら～

### Column　患者さんの「失神」の表現

　失神外来に受診する患者さんは「一過性意識消失発作」か「前失神」があることが前提になりますが，患者さんの表現はまちまちです．『気が付いたら倒れていた』という明らかに意識をなくして倒れている人から，周囲の人達が患者の意識がなくなって，倒れているのを見ているのに，患者さん自身は『意識はあった』と言い張る例も少なくありません．患者さんによっては『0.5秒くらいの失神が1日に100回くらいある．』といった症状を訴えることもあり，失神を含む意識消失なのか，それらの軽い症状の前失神なのか，それともいわゆる内耳障害による『めまい』なのか鑑別が必要です．ただ，実際の診療を行っていくには，失神は少なからず，生命の危険性がありますので，すべての患者さんの症状を失神と捉え，同様に心電図等にて危険性を確認していくことになります．たとえ，その症状は誰にでもあるようなものと考えてもリスクを見逃す可能性が高いため，問診による鑑別と心電図等での多角的な鑑別は並行して行うことが，失神診療には必要不可欠になってきます．

### Column　運転と意識消失

　運転中に意識がなくなった場合には交通事故が非常に高い確率で起こります．交通事故では患者さん本人の生命だけではなく，同乗者および周辺の通行人の生命の危険性もでてきます．そのため，疾患を問わず運転の制限が必要になります．
　日本不整脈心電学会より失神患者・デバイス使用中の患者に対するステートメントが出されており，当てはまる患者さんに関しては運転を控えるように指導しています．また，てんかんに関してもガイドラインがあり，運転についての制限があります．医師の表現方法としては『運転を控えるべき』か『運転を控えるべきとはいえない』という表現になります．各疾患や状態により『控えるべき』患者さんと『控えるべきとはいえない』患者さんが分けられていきます．意識消失の原因により控えるべき期間は違い，てんかんの患者さんでは2年ほどの期間が必要になります．このように意識消失患者さんは少なからず運転についての制限を受けますが，失神・一過性意識消失＝『運転を控えるべき』というわけではありません．失神は人口の4割程度で発症する症状です．他の意識消失の原因を追加するとさらに数は増えます．

## 1. 問診～「てんかん」などの一過性意識消失との鑑別も含めて～

1度でも失神したすべての患者さんの運転を制限してしまえば，失神による事故の再発は少なくなるかもしれませんが，社会的な影響は大きくなってしまいます．

基本的な運転制限が必要な患者さんは，①運転中に意識消失を起こす可能性が高く，それに伴い事故を起こしてしまう，②いつ意識消失が起こるかわからず，それに伴い事故を起こす可能性が高い方です．

例えば，「繰り返す反射性失神の患者さんでそのトリガー（きっかけ）が採血であり，はっきりした前駆症状を伴っており，前駆症状の出現から数分たってから失神する」患者さんでは，運転中に採血する場面はほとんどなく，もしほかの理由で失神しそうになっても前駆症状出現を自覚してから安全に自動車を停止できる場合には運転の制限の必要性は低くなります．逆に「初めての原因不明の失神で運転していて気が付いたら事故を起こしていた．」患者さんは原因が明らかになり適切な治療がなされるまでは運転は制限されます．

また，最近の例では「失神の既往のない左室駆出率20％程度の低心機能で，非持続性心室頻拍が認められる職業運転手」という患者さんですが，失神の既往もなく，ペースメーカー・ICD等の不整脈デバイスも植え込まれていないため，日本不整脈心電学会のステートメントには組み込まれていませんが，この患者さんは本来ICDの適応を検討しないといけない患者さんでもありますので，やはり医師の判断として『運転を控えるべき』と説明するべき患者さんと考えられます．このように『運転を控えるべき』判断をするのはステートメントの内容を理解するだけでも難しいですが，患者さんの状況により変化します．ステートメントだけに縛られず客観的な評価で『運転を控えるべき』という判断をしてください．

また，運転免許に関しては虚偽報告で免許を更新すると処罰の対象になりますので，失神した患者さんにはたとえ『運転を控えるべきとはいえない』患者さんでも失神歴があることを更新の時には記載するように指導してください．

■引用文献
1) Task Force for the Diagnosis and Management of Syncope；European Society of Cardiology(ESC)；European Heart Rhythm Association(EHRA)；Heart Failure Association(HFA)；Heart Rhythm Society(HRS). Guidelines for the diagnosis and management of syncope (version 2009). Eur Heart J 2009；30：2631-2671.
2) Blanc JJ, et al. Prospective evaluation of an educational programme for physicians involved in the management of syncope. Europace 2005；7：400-406.

# 2. 身体所見のとりかた

**Essence**
- 失神の身体診察は心疾患の有無および起立性低血圧や頸動脈過敏症の診断を行う.
- 立位での血圧の測定は可能な限り行う.
- 心疾患を疑うような心雑音,Ⅲ音に注意する.
- 自律神経の異常をきたす疾患の徴候がないか確認する.

● 問診である程度診断が絞り込める場合もありますが,身体所見についてはすべての患者に対して必ずやるべきものです.ガイドライン上も身体所見の詳細については記載されていませんが,身体所見の異常の有無により,その後行うべき検査の方向性が変わってしまい的確でない診断をつけてしまうこともあります.このあたりに注意し慎重に身体所見をとっていきましょう.

● 日本循環器学会のガイドラインでは身体所見は,器質的心疾患を示唆する所見,血管雑音,血圧の左右差,自律神経失調を伴う神経疾患に特徴的な所見,外傷の有無等に注意するとありますが,具体的にどのような診察を行えばよいのか解説していきます.

## A 胸部の聴診

● 器質的心疾患を示す所見とはやはり**心雑音**です.
● いわゆる大動脈弁領域といわれる第2肋間・胸骨右縁に収縮期雑音を認めた場合には**大動脈弁狭窄症**が疑われます.失神を伴う大動脈弁狭窄症では平均余命は3年程度といわれており,**心不全により入院や突然死を起こす可能性があるため失神の原因としてリスクが最も高い疾患**です.
● さらに,大動脈弁狭窄症患者に対しての**運動負荷試験は禁忌**となっており施行により致死的不整脈を誘発することがあるため注意が必要です.
● **肥大型心筋症**や**左房粘液腫**のように血流の閉塞・狭窄をきたす疾患につい

## 2. 身体所見のとりかた

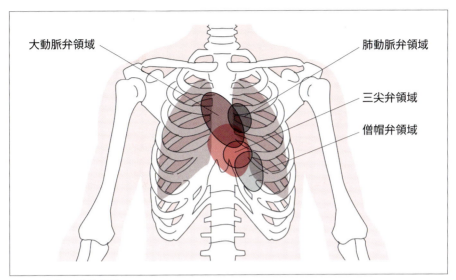

**図1　胸部の聴診部位**

てはその疾患自体が失神の原因となりうるため早期の治療が必要となります．また，その疾患自体に失神を起こす要素がない場合でも，二次的な不整脈により失神を起こすことが知られます．
- 実際の診療としては，**心雑音がある場合は心エコーによる雑音の原因の精査や心機能評価が必要**となります．
- 読者の皆さんもご存知だと思いますが，念のため聴診部位を図1に示します．

## B　血管の聴診

- **血管雑音**といえば頸動脈狭窄による雑音が一番に思い浮かぶと思いますが，頸動脈狭窄による失神はまれです．
- これは失神の定義から考えていただくとわかりますが，失神は「脳全体の還流低下による一過性意識消失」であるため，両側の頸動脈の高度狭窄がある場合を除いては失神を起こす原因となりにくいのです．
- ただ，いわゆる一過性の虚血発作が原因で神経症状を引き起こす場合や脳

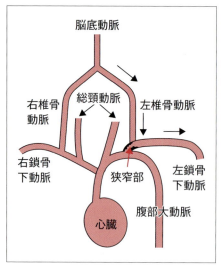

図2 鎖骨下動脈盗血症候群

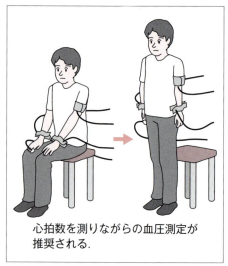

心拍数を測りながらの血圧測定が推奨される.

図3 起立試験

梗塞合併患者では症候性てんかんがあり一過性意識消失を引き起こすことがあるため**頸動脈の雑音がある場合は，陳旧性脳梗塞の有無を含めた精査が必要**となってきます．

● また，失神の原因としてガイドラインでもあげられているのが**「鎖骨下動脈盗血症候群（subclavian steal syndrome）」**があります（**図2**）．これは，鎖骨下動脈の高度狭窄や閉塞のために椎骨動脈の血液が上肢に流れてしまうために椎骨脳底動脈の血流が低下し失神を起こします．鎖骨下動脈の狭窄音がある場合は**狭窄の程度および閉塞の有無や左右の上肢の血流の評価**が必要になります．**左右上肢の血色の違いや脈の振れ等も同時に確認が必要**です．

## C 血圧の測定

● ガイドラインでは基本的検査として，**病歴⇒身体所見⇒起立時を含む血圧測定**となっています．
● **左右の血圧差で大動脈解離を示す所見，上肢・下肢の血圧の差で下肢動脈**

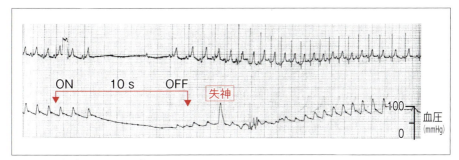

図4 頸動脈洞マッサージ

の虚血の判断を行いますが，**立位の血圧測定では1ヵ所の血圧の経時的な変化を確認**します．起立性低血圧の診断には欠かせない検査となっており，通常5分が推奨されていますが，3分でも診断率は高くなっています．チルト試験と比べ特別な機械は必要なく簡便に行うことが可能です．当院では12誘導心電図を装着し，10分の立位負荷を行っています（図3）．
- 収縮期血圧が20 mmHg以上の低下，または90 mmHg以下に低下した場合や拡張期血圧が10 mmHg低下した場合に起立性低血圧と診断としています．
- 施設によっては，モニター心電図を装着したり，問診を立位で行いその間の状況を確認する等の方法で行っています．**心拍数の変化の確認も必要**なため，心拍数の測定が可能なモニター心電図等の装着が推奨されます．

## D 頸動脈洞マッサージ carotid sinus massage（CSM）

- 頸動脈洞の圧受容器は，血管内圧の上昇や外部からの頸動脈洞圧迫により血管壁の伸展が生じると刺激され，血圧や心拍数の調整を行っています（図4）．
- この頸動脈洞の圧受容器が過敏な症例が存在し，失神の原因となります．いわゆる反射性（神経調節性）失神に比べ高齢者に多く，「**頸動脈過敏性失神**」と呼ばれています．
- このため，ヨーロッパ心臓協会のガイドラインでは**40歳以上の患者に対**

Ⅲ章　First touch〜失神患者が訪れたら〜

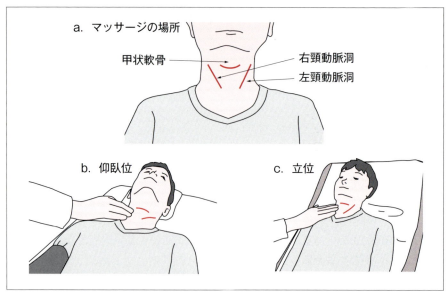

**図5　頸動脈洞マッサージ（CSM）の方法**
聴診にて，頸動脈の雑音がないかを確認して，3本の指を使い左右の頸動脈を交互に圧迫してください（両側同時は禁忌です）．痛みを伴わない程度の強さで10秒圧迫してください．仰臥位後，立位でも行ってください．立位のほうが陽性率が上昇すると報告されています．

しては仰臥位・立位での頸動脈洞マッサージ（CSM）を推奨しています．ただし，頸動脈の雑音がある患者には脳梗塞のリスクがあるため行ってはいけません．頸動脈洞マッサージは3本の指を使用します．マッサージの方法を図5に示します．

# 3. 失神診療で必須の初期評価の検査

### Essence
- 心電図はすべての一過性意識消失の患者に対して必要な検査である．
- 心電図異常は心原性・不整脈性失神のリスクとなる．
- 採血異常でも失神のリスクとなることがあるので，スクリーニングとして施行する．
- 初期評価にて診断を付ける必要はない．
- 頭部 CT/MRI はすべての患者に対してやるべき検査ではない．
- 問診・身体所見である程度診断が絞り込める場合もあれば，皆目見当がつかない場合もある．ある程度診断がついていても，リスクの評価は必要であり，診断がつかない場合にも初期にやっておかなければいけない検査が存在する．
- この項では失神の初期診療において必須の検査について学ぶ．

- 今回も日本循環器学会のガイドラインに沿って検査の方法をすすめていきましょう．
- ガイドラインでは基本的検査として，①病歴⇒②身体所見⇒③起立時の血圧測定⇒④心電図⇒⑤胸部X線写真となっています．
- 救急受診患者ではこれに加えて採血を加えるのが一般的です．外来患者に対しては採血に加えて，ホルター心電図や心臓超音波検査を行うことが多いです．各々の検査はどのように評価していくのか確認していきましょう．

## A 心電図

- 日本循環器学会・ヨーロッパ心臓病学会双方のガイドラインにて心電図は必須の検査とされています．ヨーロッパ心臓病学会のガイドラインでは心電図（長期の心電図も含む）にて**表1**に出現する異常が確認されれば失神の原因と診断されます．
- このような場合はその時点で**不整脈に対する緊急治療が必要**であり，治療可能な医療施設による加療が必要となってくるため，緊急入院の適応となります．

III章　First touch〜失神患者が訪れたら〜

### 表1　不整脈性失神として診断可能な心電図所見

- 覚醒中の40回/分未満の徐脈や3秒以上の洞房ブロックや洞停止によるポーズ．
- モービッツⅡ型やⅢ度房室ブロック．
- 完全右脚ブロックと左脚ブロックの混在した交代制ブロック．
- 心室頻拍または発作性の上室性頻拍．
- 非持続性の多型性心室頻拍およびQT間隔の延長・QT短縮．
- ペースメーカーや植え込み型除細動器（ICD）の機能不全によるポーズ．

### 表2　不整脈性失神が疑われる心電図所見

① 非持続性心室頻拍，心室性期外収縮
② 二束ブロック（左脚ブロック，右脚ブロック＋左脚前枝 or 左脚後枝ブロック），QRS≧120 msのその他の心室内伝導異常，モービッツⅡ型AVブロック
③ 陰性変時性作用薬のない無症状の不適切な洞徐脈（＜50/分），洞房ブロック
④ 早期再分極症候群
⑤ QT延長 or 短縮
⑥ Brugadaパターン
⑦ 不整脈原性右室心筋症を示唆する右前胸部誘導の陰性T派，イプシロン波，心室遅延電位
⑧ 陳旧性心筋梗塞を示唆するQ波

- また，急性心筋虚血を示す心電図異常が認められる場合，心筋梗塞を伴っていても，いなくても失神の原因と診断することになっています．
- 不整脈失神が疑われる心電図所見をお示しします（図1，表2）．このような所見を認める場合も早期の精査の対象になりますので，全例を緊急入院とする必要はありませんが，可及的速やかな精査が必要となります．

## B　胸部レントゲン

- 胸部レントゲンを施行しても，直接失神の原因が診断されることが多いわけではありません．
- ただ，心拡大がある場合に器質心疾患や心膜液の貯留が疑われます．また，大動脈弓の拡大により，大動脈瘤や大動脈解離が疑われる場合がありますので，胸部症状や息切れなどがある場合は必須の検査となります．

3. 失神診療で必須の初期評価の検査

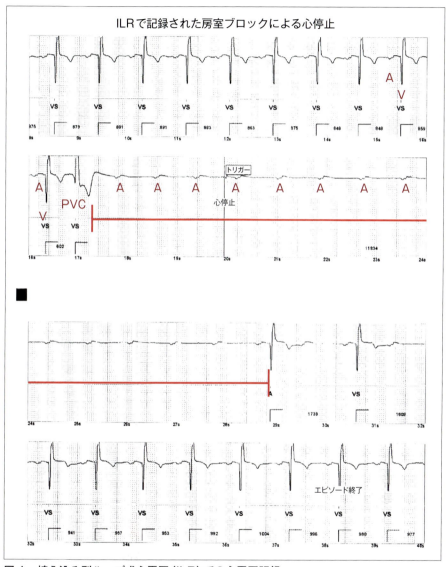

**図1 植え込み型ループ式心電図(ILR)での心電図記録**
心室性期外収縮(PVC)の直後から房室ブロックとなり約12秒のポーズを認める.

- さらに，肺疾患が存在する場合には二次性の肺高血圧症を併発している可能性もあるため心陰影だけではなく，縦隔，肺野の確認も必要です．
- 失神のため転倒してしまった患者さんの場合は骨折の有無や胸水(血胸)・気胸の有無の確認も必要です．

## C 採血

- わが国のガイドラインでは，採血は必須の検査とはなっていません．ただ，ESC ガイドラインにも記載されている San Francisco Syncope Rule (表3) という，受診後の1週間のリスクを計測するリスクスコアがあります．
- この中で，ヘマトクリット値が30％を下回る場合はリスクとされているため，血液データの確認が必要となります．また，高度の脱水や電解質異常は失神の原因となりますし，重症な場合は失神の原因と関係なく治療適応となりますので確認が必要です．
- 血清 BNP 値が高値の患者では予後が悪いという報告がありますので，スクリーニングするために採血は必要となります．その際，胸痛や息切れなどの症状を確認しながら心筋逸脱酵素(CK・CK-MB，トロポニン T)や D-ダイマーの測定を行ってください．

**表3 San Francisco Syncope Rule**

①心不全の既往
②ヘマトクリット値＜30％
③心電図変化
④呼吸困難
⑤収縮期血圧＜90

1つでもあればリスクあり
感度96％　特異度62％

## D 頭部 CT・MRI 検査

- 頭部 CT や MRI の画像検査は失神患者に対して多くの医師が施行している検査ですが，失神の原因を調べるうえではあまり有用性はなく，ESC のガイドラインでは classⅢ (やらないほうがよい) となっています．
- ただし，転倒時に頭部を打撲している患者や打撲したこと自体を忘れてしまっている患者が存在することやくも膜下出血などがまれに診断されることがあります．また，多くの患者さんが頭部の病気の心配をしています．

### 3. 失神診療で必須の初期評価の検査

●このような現状とわが国における，CT・MRIの普及を考えると基本的に施行しないという姿勢ではなく，患者さんの病状に応じて施行することが必要かと思います．ただ，診察前にルーチンでCTを施行するといった診断方法は適切とはいえず，全例にではなく，必要な患者を見極めて，試行することが望まれます．

> **Column　てんかんの患者さんに対する心電図検査**
>
> 　心電図はすべての失神患者に必要な検査ですが，てんかん患者さんに対してはどのように施行すべきでしょうか？
> 　てんかんの患者さんでは，治療開始時の心電図で異常なく，脳波での診断がついており，さらに抗てんかん薬内服で発作が抑制されているような患者さんは問題ないですが，脳波などで異常がなく，抗てんかん薬内服でも抑制されず発作を繰り返す場合は失神の精査が必要かもしれません．筆者の外来でもてんかんで加療中の患者さんが，発作を繰り返すために入院精査となり，入院時スクリーニングで施行した心電図でQT延長を指摘された例があります．循環器内科的な立場では，治療開始時の心電図と治療効果が認められないときは長期モニターを含めた心電図の検査が必要と考えます．てんかん患者でも，疑問があれば心疾患・失神のスクリーニングを行ってみてください．

# 4. 心疾患による失神（心原性失神）のリスクの層別化

**Essence**
- 失神の診療において，リスクの層別化がカギとなる．
- 心電図，症状よりリスクの層別化を行う．
- リスクの高いものは原因の追及を行い，低いものは深追いしなくても良い場合がある．

- 今までの問診・身体所見・必須の検査を行い，診断が可能な患者さんと診断がつかない患者さんが出てきます．
- 失神の原因となる診断が可能であれば治療を開始できますし，ある程度の診断が絞れていれば疑っている疾患の診断を優先させた診療の開始となりますが，見当がつかない場合はどうすればよいでしょう？
- Ⅱ章でも解説した通り失神の診療においては，その失神の**心原性失神（心疾患による失神）リスクの層別化**が必要となります．リスクの層別化を行う必要性およびリスクの層別化の方法について学んでいきましょう．

## A 失神における危険因子とは？

- 原因不明の失神の場合，原因疾患によりその後の寿命に影響を与えたり（予後が悪い），入院の原因になってしまう疾患があり，多くの場合が心原性失神です．そのような疾患をリスクの高い失神として考えます．
- 一過性意識消失のなかにはさまざまな疾患があり，予後の悪いものも複数ありますが，脳全体の血流の還流低下のために引き起こされるいわゆる失神については予後が悪いといわれているものは心疾患を原因とする『心原性失神』です．
- この根拠は失神の世界では非常に多く引用される論文に基づいています．それは，2002 年 Soteriades, Evans らが The New England Journal of Medicine に発表した Framingham Study の中での失神についての報告です．
- **失神を経験した人は経験のない人と比べ，すべての原因による死亡のハザー**

## 4. 心疾患による失神（心原性失神）のリスクの層別化

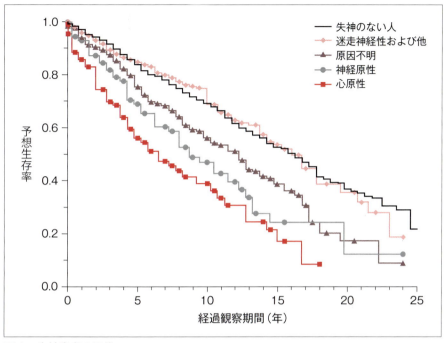

図1 失神患者の予後

ド比が1.3倍でした．
- 原因別にみていくと，血管迷走神経性失神（反射性失神）は，死亡・心血管系イベントのハザード比は失神のないものと同等であり予後良好でした．
- それに比べて心原性失神では死亡のハザード比が2倍となり，心血管系イベント（急性心筋梗塞もしくは冠動脈疾患による死亡，脳卒中）のハザード比は2倍以上だったと報告されています（図1）．この研究結果から，心原性失神の予後は悪く，適切な治療が必要であることがわかります．そのためには早期に心原性失神の診断を行い，早期に治療することが必要だと結論づけられます．
- 日本循環器学会のガイドラインでは表1のように，①すでに重症な心疾患が存在する失神患者，②不整脈失神が疑われる失神患者，③貧血・電解質異常が疑われる失神患者を高リスク群としています．

Ⅲ章　First touch〜失神患者が訪れたら〜

#### 表1　高リスクの失神

1. 重度の器質的心疾患あるいは冠動脈疾患：心不全，左室駆出率分画低下，心筋梗塞歴．
2. 臨床上あるいは心電図の特徴から不整脈性失神が示唆されるもの．
3. その他：重度の貧血，電解質異常等

- なお，②に関してはⅢ章-3，表1，2に示す症状や心電図異常があるかが，不整脈失神を示唆する所見となります．このような患者さんでは，失神の回数にかかわらず早期の医療介入を必要とします．
- さらに，ヨーロッパ心臓病学会のガイドラインでは，失神の原因としてペースメーカーや植え込み型除細動器などの**植え込み型デバイスの不具合が原因の場合は早期の加療が必要**とされています．このような患者の中には緊急の処置が必要な場合もあり，反射性失神などのリスクの低い失神が疑われてもその先の検査が必要となります．

## B 心原性失神におけるリスクスコア

- Ⅲ章-3では失神患者における短期リスクに関するSan Francisco Syncope Ruleについてふれましたが，**長期リスクや心原性失神の危険性に関するスコア**も存在します．
- 一般的に使われているのが**OESIL score**（**表2**）と**EGSYS score**（**表3**）になります．両方ともイタリアを中心とした研究から発生したスコアです．
- OESILはOsservatorio Epidemiologico sulla Sincope nel Lazioの略で，これはローマ周辺のLazio州の6病院における失神の救急患者のデータから導き出されたものです．
- EGSYSはthe Evaluation of Guidelines in SYncope Studyという一連の研究から導き出されたものです．こちらは北イタリアを中心とした14病院での失神の救急患者によるデータです．
- OESIL scoreは1年間の予後の予測，EGSYS scoreは2年間の予後の予測および，心原性失神のリスク予測となります．それぞれ評価項目を加点

## 4. 心疾患による失神(心原性失神)のリスクの層別化

表2　OESIL score

・心電図異常
・心血管疾患の既往
・前駆症状の欠如
・年齢>65歳

それぞれの項目があれば1点加算
(0～4点)
・1年間の予後(総死亡率)
　0点　－　0%
　1点　－　0.6%
　2点　－　14%
　3点　－　29%
　4点　－　53%

表3　EGSYS score

・失神前の動悸(+4)
・心電図異常や心疾患の既往(+3)
・労作中の失神(+3)
・仰臥位での失神　(+2)
・自律神経症状(−1)
・原因となる因子(トリガー)(−1)

それぞれの項目の点数の合計
・2年間の予後(総死亡率)
　合計点<3点　2%
　合計点≧3点　21%
・心原性失神の可能性
　合計点<3点　2%
　合計点=3点　13%
　合計点=4点　33%
　合計点>4点　77%

または減点していく方式となっています．合計点数にて予後および心原性リスクの可能性を評価します．ご興味あれば救急や外来の現場で使用してみるのはいかがでしょうか？

Ⅲ章　First touch～失神患者が訪れたら～

## Column　心房細動を伴う失神

　失神患者さんで心房細動を伴っている方がいらっしゃいます．心房細動は年齢とともに増加してきますので，高齢の失神患者ではそれなりの率で心房細動を合併してきます．さらに，心房細動の方は他の心疾患の合併も多く認めます．一般に心疾患の既往があればハイリスク失神になりますので侵襲的な検査も含め施行されることになりますが心臓電気生理学的検査（EPS）にて刺激伝導系の評価や反射性失神の評価のためにチルト試験を行っていくかというと一筋縄ではありません．心房細動患者に多い徐脈頻脈症候群ではEPSでの評価ではわからないことが多く，慢性の心房細動患者においての房室伝導の評価もわかりにくいことが多くなってきます．また，心房細動患者においては明らかな反射性失神の症状であればチルト試験を施行しますが，高齢の方が多いということもあるのかあまりはっきりした自律神経反射に伴う症状を訴える患者さんはいらっしゃいません．

　筆者の施設での心房細動の患者さんは，頻脈を疑わなければ心電図モニターにて診断をつけるようにしています．ホルター心電図，入院での心電図モニター，1週間の外付けループレコーダー，植え込み型心電図とモニターを施行していくと多くの方が徐脈性不整脈の有無を確認することができます．その後は頻度や状況によりペースメーカーを植え込んだり，心房細動のカテーテルアブレーション（肺静脈隔離術）などの治療を勧めていきます．ガイドライン上心房細動はハイリスクの心電図所見とはされていないようですが，ややリスクが高いものではないかと考えており，診断には長期の心電図モニターが有用と考えています．

# 5. 心原性失神のリスクが高い失神の診療（リスクの層別化後の対応）

**Essence**
- 頻拍の可能性が高い場合は，緊急の対応が必要．
- 予想される心疾患のリスクに応じて対応する．
- 発作の頻度が高い患者や外傷を伴うものは高リスクに準じて早期の評価が必要になる．

● リスクの高い失神といってもさらにいくつかの分類が必要になります．

● リスクが全くなく，数が少ない失神というのは実際には思ったほど多くはありません．実際には外傷を伴っていたり，心原性が疑われるような要素をもっていたり，複数回の失神を経験していたりと何らかの理由により，低リスク，低頻度とならない場合があります．

● リスクが1つあるからすべての患者を基幹病院に緊急入院というわけにはいきません．基本的には予想される失神の原因やその時の状況から入院の決定をしていきます．

## A：危険性が最も高く，緊急入院を含めた介入が望ましい失神

- 心原性失神のなかで心室細動，多型性心室頻脈（トラサ・デ・ポアン）などが疑われるもの（頻度は問わない）．
- 心原性失神が疑われ，頻度が多いもの（週に1回以上）．
- 心原性失神が疑われ，頻度が中程度のもの（週に1回未満，月1回以上）で外傷を伴っているもの．

● これらの状況では再発による**突然死，外傷の危険性**が高く，可能な限り緊急での**入院**による経過観察，失神の精査が必要になります．

### B  入院加療が必要であるが，早期の予定入院（1週間以内）が望ましい失神

- 心原性失神が疑われるが，心室性の不整脈は否定的で外傷もなく，頻度が中程度のもの（週に1回未満，月1回以上）と外傷を伴っているもの．
- 心原性失神が疑われるが，心室性の不整脈は否定的で外傷を伴っているにもかかわらず，頻度が少ないもの（月1回以下）．
- 外傷の有無にかかわらず，非心原性失神が疑われるが，発作頻度が多いもの（週に1回程度）．

● これらの失神では**緊急入院の必要は少ないですが，可能な限り早期の介入が必要**となってきます．
● 週に1回程度の失神がある場合は入院による24時間心電図モニターのみで診断がつく場合もありますので，外来で時間をかけて検査をするよりも入院による短期の診療で診断がつく場合が多く認められます．

### C  通常の予定入院または外来での検査でも可能な失神

- 心原性は否定的で外傷の有無にかかわらず，発作頻度が月に1回より少ない場合．
- 症状として明らかに非心原性（反射性失神等）と考えられるが，心電図等の所見より心原性が否定できないため，心原性否定のための精査．

● 虚血性心疾患でいえば，上記の **A** が急性冠症候群，**B** が労作性狭心症，**C** が非典型的な胸痛の精査と置き換えていただければイメージがつきやすいと思います．
● 失神の原因，失神の回数，外傷の有無により対応が変わります．筆者が外来で行っている振り分け方をフローチャート（**図1**）にしました．
● 心原性と考えられた場合は緊急および早期の入院が必要になり，非心原性の場合は外傷の有無と発作の回数により判断しますが，緊急入院の必要性は少なくなります．

## 5. 心原性失神のリスクが高い失神の診療（リスクの層別化後の対応）

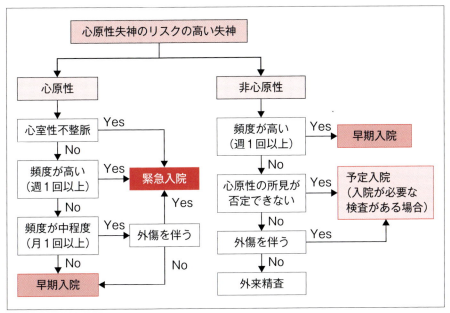

図1　リスクの高い失神の振り分け方

- 繰り返しますが，基本的な方針として，**心原性が疑われれば，早期の入院精査，非心原性は外来および予定での精査**となります．
- ただし，実臨床ではこのほか，さまざまな要因で対応が変わりますで，先ほども述べたように，**採血所見の異常やてんかん等の疑いが強い場合，循環器内科以外での評価や早期入院が必要な場合**もありますので，その場での適切な判断が必要になります．
- 予定入院の患者に関しては，**自動車運転を控えていただくこと**と，**転倒時等の安全性の確保**を説明します．

Ⅲ章　First touch～失神患者が訪れたら～

## Column　失神診療は先入観を持たない！

　失神患者さんの場合，問診である程度の疾患を予想していきます．
　この患者さんは90代の患者さんで，起立時に繰り返す失神のために来院されました．元々活動性は高くはなく，外出はほとんどしないので家庭内での自立は保たれていました．降圧剤の内服も多数あるため，起立性低血圧と考え診察しました．問診でも典型的な起立性低血圧による失神と考えましたが，胸部の聴診上収縮期雑音を認めました．さらに心電図では左室肥大を疑うSTの変化を認めました．大動脈弁の狭窄症が疑われ，心エコー検査を施行したところ，高度の大動脈弁狭窄症が認められ，それによる失神と考えられました．数年前の症例のため開胸による弁置換しか根本的な治療がなく本人も治療の希望がなかったため，降圧剤を変更しました．失神は起こすものの回数が減り外来での経過観察後，多施設での診療となっています．
　この患者さんは典型的な危険ではない失神の症状（今回は起立性低血圧）でしたが，実際は危険性の高い大動脈弁狭窄症による失神でした．すべての領域でもいえることですが，予想される病気ではない可能性があり，その疾患のリスクが高いこともありますので先入観は持たずに診療を行うことが重要です．また，数年前の症例でしたので経カテーテル的弁置換（TAVI）は行えませんでしたが，現在は施行可能な施設も増えてきていますので，失神で来院した大動脈弁狭窄症の高齢患者さんに対しても根本治療が可能となってきています．

# 6. 心原性失神のリスクが低い失神の診療

**Essence**
- リスクの低い失神は主に自律神経に由来する失神であり，主に起立性低血圧と反射性（神経調節性）失神に分けられる．
- 2つの失神にはいくつかの違いがあるので各論として2つの失神の病態を学ぶ．

## A 起立性低血圧による失神

- 起立による失神を ESC のガイドラインでは**表1**のように分類しており，この中にいわゆる，起立性低血圧による失神，起立による反射性（神経調節性）失神，体位性起立頻脈症候群が含まれます．起立性低血圧による失神として扱う**表1**の①～③について説明していきます．

### 1 発症機序

- 仰臥位から立位になると，約 500～800 mL の血液が下肢や腹部内臓系へ移動し，心臓への還流血液量が約 30％減少します．このため心拍出量は減少し，体血圧は低下します．この循環動態の変化に対し，生体は心拍数増加，心収縮力増加，末梢血管抵抗増加，末梢静脈を収縮させるための血圧を維持します．この生体の反応を圧受容体反射といいますが，圧受容器反射系のいずれかの部分に異常をきたすか循環血液量が異常に低下した状態では，起立時に高度の血圧低下をきたし，失神します．
- **いわゆる立ちくらみのひどいものがこの種類の失神**になります．

### 2 診 断

- イメージとしては，寝ている状態から立ち上がりすぐに倒れてしまった場合が①の**初期起立性低血圧**です．
- 立って少し話をしてから倒れてしまうのが②の**古典的起立性低血圧**です．

## Ⅲ章　First touch〜失神患者が訪れたら〜

### 表1　失神と関係のある起立不耐症症候群

| 分類 | 診断試験 | 立位-症状発現時間 | 病態生理 | 最も頻度の高い症状 | 臨床像 |
|---|---|---|---|---|---|
| ① 初期起立性低血圧 | 立位試験時の血圧測定 | 0〜30秒 | 心拍出量と末梢血管抵抗の不一致 | 立位直後のめまい（失神はまれ） | 若年虚弱体質，老年，薬剤（血管拡張薬），頸動脈洞症候群 |
| ② 古典的起立性低血圧 | 立位試験 | 30秒〜3分 | 自律神経活動障害による末梢血管抵抗増加等の反射の障害 | めまい，失神前駆症状，倦怠，動悸，視力・聴力障害（失神はまれ） | 老年者，薬剤（血管拡張性および利尿薬） |
| ③ 遅延性起立性低血圧 | 立位試験またはチルト試験 | 3〜10分 | 心拍出量低下，末梢血管抵抗増加障害に起因する進行性の下肢静脈還流量低下 | 遷延する前駆症状（めまい，倦怠，動悸，視力・聴力障害，多汗，背部・頸部・胸部痛）後の突然の失神 | 老年者，自律神経障害，薬剤（血管作動性および利尿薬），他の合併症 |
| ④ 遅延性起立性低血圧と反射性失神の合併 | チルト試験 | 3〜45分 | 迷走神経活動による下肢静脈貯留 | 遷延する前駆症状（めまい，倦怠，動悸，視力・聴力障害，多汗，背部・頸部・胸部痛）後の突然の失神 | 高齢者，自律神経障害，薬剤（血管拡張薬および利尿薬），他の合併症 |
| ⑤ 立位継続による反射性失神 | チルト試験 | 3〜45分 | 初期代償性反射後の静脈還流量低下・迷走神経活動亢進 | 反射性失神に典型的前駆症状・誘因後の失神 | 若年健常者，女性＞男性 |
| ⑥ 体位性起立頻脈症候群（POTS） | チルト試験 | 症例により異なる | 静脈還流量の不適切な減少および過剰な末梢静脈血液貯留 | 洞性頻脈による動悸および不安定血圧（失神はまれ） | 若年女性 |

POTS；postural tachycardia syndrome，立位試験（active standing）

- 立ってしばらく時間が経過しており反射性失神と診断に迷うのが，③の**遅延性起立性低血圧**となります．
- ②の古典的起立性低血圧は，仰臥位または座位から立位への体位変換に伴い，起立3分以内に収縮期血圧が20mmHg以上低下するか，または収縮期血圧の絶対値が90mmHg未満に低下，あるいは拡張期血圧の10mmHg以上の低下が認められた際に診断されるとされています．
- 一般に，起立性低血圧の診断には**能動的立位5分間が推奨**されていますが，**約3分間の起立で起立性低血圧の約90％が診断可能**であるとの報告もあります．
- 当院では心電図検査と合わせて，仰臥位時に12誘導心電図を行います．四肢誘導を付けたまま立位になっていただき，10分間立位のまま，血圧測定および心拍数の測定を行います．起立性低血圧の診断に関しては血圧の低下についての記載が多いですが，起立性低血圧の場合は失神時の心拍数はベースラインよりも早くなっていることが多く，心拍数の測定も必要です．可能な限り，モニター心電図などを装着して行ってください．

## 3 原因

- 起立性低血圧に伴う失神の症状は，朝起床時，食後や運動後にしばしば悪化します．これは食後に惹起される失神は高齢者に多く，食後の腸管への血流再分布が原因と考えられています．運動後の失神も筋肉への血流の増加が原因と考えられます．また同様に，脱水，過食，飲酒，薬剤が症状を悪化させます．
- **表2**のように日本循環器学会のガイドラインには起立性低血圧の原因としてさまざまなものがあげられています．しかしながら，起立性低血圧は健康な人にも，脱水や高温，極度の疲労などで引き起こされる症状です．実際に外来に受診される起立性低血圧が疑われる患者さんの多くが健康な方です．このような患者さんの場合，起立による血圧測定を行っても血圧低下をきたすことはまれです．
- 失神から数日以上たった外来での立位での血圧測定で異常がなかったから

### 表2　起立性低血圧の原因

(1) 特発性自律神経障害
　①自律神経障害を伴う Parkinson 病
　②純粋自律神経失調 (Bradbury-Eggleston 症候群)
　③多系統萎縮 (Shy-Drager 症候群)
(2) 二次性自律神経障害
　①腫瘍性自律神経ニューロパチー
　②中枢神経系疾患
　　多発性硬化症，Wernicke 脳症，視床下部や中脳の血管病変，腫瘍
　③自己免疫疾患
　　Guillain-Barre 症候群，混合性結合組織病，関節リウマチ，Eaton-Lambert 症候群，全身性エリテマトーデス
　④ Dopamine beta-hydroxylase 欠乏症
　⑤家族性高ブラジキニン症
　⑥全身性疾患
　　糖尿病，アミロイドーシス，アルコール中毒，腎不全
　⑦遺伝性感覚性ニューロパチー
　⑧代謝性疾患
　　ビタミン $B_{12}$ 欠乏症，ポルフィリン症，Fabry 病，Tangier 病
　⑨神経系感染症
　　HIV 感染症，Chagas 病，ボツリヌス中毒，梅毒
　⑩脊髄病変
　⑪加齢
(3) 薬剤性および脱水症性
　①利尿薬
　② $α$ 遮断薬
　③中枢性 $α_2$ 受容体刺激薬
　④ ACE 阻害薬
　⑤抗うつ薬：三環系抗うつ薬，セロトニン阻害薬
　⑥節遮断薬
　⑦精神神経作用薬：ハロペリドール，レボメプラマジン，クロルプロマジン等
　⑧硝酸薬
　⑨ $β$ 遮断薬
　⑩ Ca 拮抗薬
　⑪アルコール
　⑫その他 (パパベリン等)

といって起立性低血圧が否定できるわけではありません．
● 実際には問診により起立性低血圧が疑われ，他の原因が明らかでない場合は起立性低血圧として診療していくことになります．

## Column　起立性低血圧患者さんで高血圧を合併している場合の管理

　文献等を調べる限りでは，起立性低血圧合併高血圧患者では高血圧の治療を行ったほうが予後が良いという結果が多いようです．ガイドライン上では利尿薬，亜硝酸薬の減量は勧められていますのでその他の種類の薬剤を使用し降圧を行うということになります．一般的には ARB/ACEI，カルシウム拮抗薬，β遮断薬が考えられます．β遮断薬では心抑制型の反射性失神に関してはESCのガイドラインにてclass Ⅲとなっていますので，反射性失神が否定できないような患者に関しては使いづらい状況があります．2013年の米国高血圧学会の指針では起立性低血圧合併高血圧患者の治療薬としては ARB/ACEI が推奨されており，当科の外来では，①ARB/ACEI，②カルシウム拮抗薬の順番で使用しています．もちろん，そのような場合でも生活指導は行っています．では，実際に降圧治療中に何回も失神を起こしてしまう患者さんの対応はどうでしょう？　安静時，特に仰臥位で血圧が高く，降圧剤を数種類飲んでいる患者が，起立時に失神してしまうことがあります．このような患者さんは ADL の低下している方が多い印象があります．このような場合は，降圧も大事ですが，血圧が高いことと，失神してしまうことのどちらが患者さんの生活に害を与えているか考える必要があります．

　多くの方は失神することが生活の障害になっていたり，ADL をさらに低下させていたりすることが多いはずです．そのような場合は，一度降圧剤の減量を行い，起立性低血圧を改善させた後に，降圧治療を再開するというのはどうでしょう？　実際に起立性低血圧に関しては症状の変動がありますので，失神の症状が改善した後に降圧剤を再開しても失神は再発しないことが多いようです．高血圧にはガイドラインがあり尊重する必要がありますが，患者さんが生活しやすくなる治療を選択することが重要です．

## 4　治　療

- 起立性低血圧は治療薬として内服薬の有効性がある程度認められます．しかし，内服薬は副作用が伴うため安易に使用するのはお勧めできません．特に，**健康な方の1回の失神のみで内服を開始する必要はありません**．失神の回数や失神による生活の質などを考慮し内服を検討してください．
- 当科では飲水や誘因の回避等の生活指導や薬剤の調整を行った後に改善がない場合に内服薬を検討します．難治性の場合は，MRI 等にて多系統萎

#### 表3 起立性低血圧の治療法

《class Ⅰ》
1. 急激な起立の回避
2. 誘因の回避：脱水，過食，飲酒等
3. 誘因となる薬剤の中止・減量：降圧薬，前立腺疾患治療薬としてのα遮断薬，硝酸薬，利尿薬等
4. 適切な水分・塩分摂取（高血圧症がなければ，水分2～3L/日および塩分10g/日）

《class Ⅱa》
1. 循環血漿量の増加：食塩補給，鉱質コルチコイド（フルドロコルチゾン 0.02～0.1mg/日　分2～3），エリスロポエチン
2. 腹帯・弾性ストッキング
3. 上半身を高くした睡眠（10度の頭部挙上）
4. α刺激薬
　・塩酸ミドドリン 4mg/日　分2
　・塩酸エチレフリン 15～30mg/日　分3

#### 表4 反射性失神の種類

反射性（神経調節性）失神
①血管迷走神経性失神
　（1）起立負荷
　（2）感情ストレス（恐怖，疼痛，侵襲的器具の使用，採血等）
②状況失神
　（1）咳嗽，くしゃみ
　（2）消化器系（嚥下，排便，内臓痛）
　（3）排尿（排尿後）
　（4）運動後
　（5）食後
　（6）その他（笑う，金管楽器吹奏，重量挙げ）
③頸動脈洞症候群
④非定型（明瞭な誘因がない/発症が非定型）

縮などの神経疾患の除外も行ってください．
● 治療のまとめを別欄，class分けされた治療法を**表3**に示します．

## B 反射性（神経調節性）失神

● 日本循環器学会のガイドラインでは『失神の発生に自律神経反射が密接に関係している血管迷走神経性失神（vasovagal syncope），頸動脈洞症候群，状況失神（situational syncope）を反射性失神（神経調節性失神）と総称する』としています（**表4**）．
● 以前は神経調節性失神と呼ばれていましたが，反射性失神と呼称が変わっています．

## 6. 心原性失神のリスクが低い失神の診療

### 1 血管迷走神経性失神 vasovagal syncope

#### 1. 発症機序

● 典型的なものは朝礼や満員電車の中で立っていて気分不快後に起きる失神です．

● **失神前後に発汗などの前駆症状を伴います**．その他の前駆症状としては，頭重感や頭痛・複視，嘔気・嘔吐，腹痛，眼前暗黒感などがありますが，ほとんど前駆症状を伴わない例や患者さんが前駆症状を認識していない例も存在します．

● 通常「トリガー」と呼ばれるきっかけが存在します．典型的な**立位**以外にも**長時間の座位**，痛み刺激，恐怖や不快などの**精神的・肉体的ストレス**，さらには人混みの中や閉鎖空間等の環境要因が誘因となって発症します．二次性の外傷がなければ，生命予後は良好です．

● この典型的な立位をトリガーとする反射性失神の病態を日本循環器学会のガイドラインでは「立位により末梢静脈のうっ帯が起こり，心臓への静脈還流量が減少するため心拍出量が低下し，動脈圧が低下し，それに対して交感神経系緊張と迷走神経系抑制が生じるため心拍数，心収縮力，末梢血管抵抗が増加し，血圧低下を代償する．さらに立位継続することにより，左室の収縮力増強の機械受容器を刺激し，C線維を介して延髄孤束核に至り，ここからの線維により血管運動中枢を抑制，迷走神経心臓抑制中枢を興奮させる．そのため血管拡張と心拍数減少をきたすと考えられている．」と説明しています．

● 循環器学会のガイドラインを読んでも非常に複雑な神経回路が関係していることが解説されていますが，すぐには理解ができません．また，立位以外のトリガーで迷走神経反射が起こる理由も簡単には理解できません．

● 簡単に説明すると，**不適切な洞性頻脈に対して反射的に迷走神経が過興奮**してしまうのが，**血管迷走神経性失神の最終的な病態**のようです．疼痛や恐怖を感じた場合に関しても同様に頻脈になりますので，機序を考えるうえでは理解しやすいと思います（**図1**）．

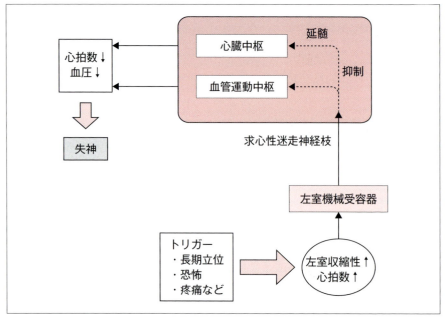

図1 血管迷走神経性失神の機序

## 2. 診 断

- 診断ですが，詳細な**問診**と**心疾患の除外**が基本となります．
- チルト試験に関してはⅣ章-2-Dで詳しく述べますが，必須の検査ではなく適応に応じて施行していく検査ですのでチルト試験ができないからといって血管迷走神経性失神の診断ができないわけではありません．
- 問診で確認することを下記にあげます．高齢者では全く前駆症状のない例も存在するので注意が必要です．

> ・迷走神経反射を惹起するようなトリガー（立位，不快なエピソード等）の存在
> ・迷走神経反射に関連した前駆症状（嘔気・嘔吐，心窩部不快感，腹痛）の有無
> ・眼前暗黒感など，意識消失が緩徐にすすんでいるか

- また，転倒時に頭部打撲をしている場合には逆行性健忘を併発している場合があり前駆症状があった場合でも忘れていることもあります．
- 患者さんによっては前駆症状があっても認識していないという方もいます．詳細な問診と失神の起きた状況を考え，診断および先の検査を進めていきます．
- **重要なのは心疾患の否定**ですが，突然死等の家族歴がなく，心電図，胸部レントゲン，心エコー，ホルター心電図，BNP が問題なければ心疾患は否定的と考えて診療を進めていきます．
- また，血管迷走神経性失神は下記の3つの型に分類されます．

> (1) 一過性徐脈により失神発作に至る**心抑制型**（cardioinhibitory type）
> (2) 徐脈を伴わず，一過性の血圧低下のみにより失神発作に至る**血管抑制型**（vasodepressor type）
> (3) 徐脈と血圧低下の両者を伴う**混合型**（mixed type）

- 症状やトリガー等の違いははっきりしたものはありませんが，心抑制型に関してはペースメーカー治療の適応があるため，**筆者は心抑制型とそれ以外というように考え診療を行っています**．

### Column　チルト試験

　チルト試験でⅣ章-2-D で詳しく解説しますが，失神の診断には重要な検査の一つです．しかしながら，この検査はすべての失神患者に必要な検査かというとそうではありません．ガイドライン上もきちんとした適応があり，チルト検査が必要ない患者さんも多くいらっしゃいます．チルト試験ができないので失神診療ができない，という先生がいらっしゃいますが，この試験なしでも多くの患者さんの診断はできますので，失神の診療は可能です．

## 3. 治　療

- 治療の基本はガイドラインの classⅠを行いますので，下記のようになります．

Ⅲ章　First touch～失神患者が訪れたら～

> ①病態の説明
> ②誘因を避ける：脱水，長時間の立位，飲酒，塩分制限等
> ③誘因となる薬剤の中止・減量：α遮断薬，硝酸薬，利尿薬等
> ④前駆症状出現時の失神回避法

● このような治療を行っても失神が再発してしまう患者さんや生活の質を落としてしまう患者さんに対しては，薬物療法等の適応が出てきます．
● 失神の再発があっても，心原性が否定されており，血管迷走神経性失神が明らかな患者さんで生活の質の低下や外傷の併発等なければ，早急な薬物療法やペースメーカー治療は必要ありません．
● classⅡ以下の治療はその施行により失神予防よりも生活の質を落としてしまう可能性があるため，施行にあたっては患者さんの状況を確認して施行することが必要となります．特に薬物療法は有効性が確立されていないこと，副作用の出現，ごくまれな症状に対して毎日の内服が必要であるかを考慮し，基本的には安易な処方は避けるべきと考えています．

## 1) classⅠ

①病態の説明
● 病気の機序の理解をすることによって，患者さんの失神に対する精神的なストレスが軽減します．さらに，**この種類の失神は誰でも起こす可能性があり，予後は非常に良好だと説明をすることも重要**です．

②，③誘因の除去
● はっきりしたトリガーがある場合は避けていただく，脱水にならないように起立性低血圧と同様の水分の摂取を促します．
● **飲酒**に関してですが，少量の飲酒は直後に起立性低血圧を，大量の飲酒は翌日に反射性失神を引き起こしやすいといわれています．禁酒まで行う必要はありませんが，飲酒時の発作が多い方は飲酒量の調整やその他の治療の併用が必要です．
● **薬剤の中止・減量**ですが，「**必要のない薬剤は中止**」が基本的な考え方です．いろいろな事情や経過で多種多様な薬剤を内服されている方が多くいます．

内服薬の減量も必要となりますが，降圧剤の整理や全体的な内服の見直しの機会にもなりますので失神患者さんの内服については一度確認していただければ思います．

④前駆症状出現時の失神回避法
●classⅠ治療の最後に**失神の回避行動**というのがあります．同じくガイドラインには失神の前兆を自覚した場合には，

> ●その場でしゃがみ込んだり横になることが最も効果的．
> ●それ以外に，
> (1) 立ったまま足を動かす．
> (2) 足を交差させて組ませる．
> (3) お腹を曲げてしゃがみ込ませる．
> (4) 両腕を組み引っぱり合う．

などの体位あるいは等尺性運動によって数秒から1分以内に血圧を上昇させ，失神発作を回避あるいは遅らせ，転倒による事故や外傷を予防することができるとされています．

●横になる，しゃがみ込むはご理解いただけると思いますが，(1)〜(4)はなんでしょう？
●これはESCのガイドライン上ではphysical counterpressure manoeuvre (PCM) といわれる予防法です(**図2**)．
●筋肉を動かすことで，組織内の血液を循環させたり，交感神経を緊張させる効果があります．当院では握りこぶしを握っていただく方法と(2)，(4) (図2b, c)を勧めています．
●前駆症状出現時の早期であればあるほど効果はありますので，前駆症状を理解していただくためにチルト試験を行う場合もあります．

## 2) classⅡa(表5)
●このclassの治療は内服治療および患者教育を行う必要があります．
●実際のところ，筆者自身はこれらの治療を実際に行った経験は非常に少ないです．**反射性失神のみの患者さんに対して内服処方をすることはほとん**

Ⅲ章　First touch〜失神患者が訪れたら〜

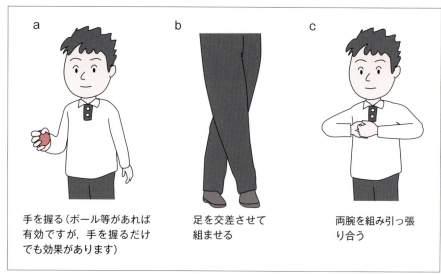

図2　physical counterpressure manoeuvre (PCM)

どもありません．（起立性低血圧を合併している方には有効例が存在しており，一部の患者さんに使用しています．）
- さらに，弾性ストッキングや起立調節訓練，チルト訓練も生活の質を落としてしまう可能性があり，一部の再発性の失神患者のみにお勧めしています．
- ペースメーカー治療に関してですが，10年ほど前に，反射性失神の患者に対するペースメーカー治療の有効性は否定されましたが，近年に選択された患者では有効性が認められてきています．現在効果があるといわれているのは，40歳以上で自然発作での3秒以上の心停止が確認されている患者さんのみです．さらに，その後の研究でチルト試験が陽性であった患者さんには効果が少ないとの報告が出ています．
- 現時点でのペースメーカー治療が有効な患者さんは，40歳以上の再発性の反射性失神で自然発作において3秒以上の心停止が認められている，チルト試験陰性の患者さんということになります．
- チルト試験で長時間の心停止が確認されてもペースメーカーが有効かどうかはわからないということになります．

## 6. 心原性失神のリスクが低い失神の診療

**表5 血管迷走神経性失神の治療**

class Ⅱa
1. 循環血漿量の増加：食塩補給，鉱質コルチコイド（フルドロコルチゾン 0.02～0.1 mg/日，分2～3）
2. 弾性ストッキング
3. 起立調節訓練法（チルト訓練）
4. 上半身を高くしたセミファウラー位での睡眠
5. α刺激薬（ミドドリン 4 mg/日　分2）
6. 心抑制型の自然発作が心電図で確認された，治療抵抗性の再発性失神患者（40歳以上）に対するペースメーカー（DDD，DDI）

**表6 血管迷走神経性失神の治療**

class Ⅱb
1. ジソピラミド 200～300 mg/日　分2～3
2. チルト試験で心抑制型が誘発された，治療抵抗性の再発性失神患者（40歳以上）に対するペースメーカー（DDD，DDI）

- この判定をするには，発作時の心電図記録が必要となります．1回のホルター心電図で確認できることは少なく，長期の心電図モニタリングが必要になってきます．そのためには，イベントレコーダーや植え込み型ループ式心電図が必要となってきます．

### 3) class Ⅱb（表6）

- このclassの治療は以前，反射性失神の予防に有効といわれていたβ遮断薬とジソピラミドおよびペースメーカーの治療となっています．
- ESCのガイドラインではβ遮断薬は心抑制型の反射性失神に対してはclass Ⅲとなっています．チルト試験で誘発される失神と自然発作での失神は心電図上の出現形式が同じかどうかはわからないため，β遮断薬に関しての使用の機会は非常に少ないものと考えられます．
- ジソピラミドに関してもⅡbとなっていますので，薬物の適応のある患者さんにおいて，class Ⅱaの薬剤が無効・使用が困難な場合に使用を検討していきます．

- 最後のペースメーカーの治療に関しては，本来は自然発作が確認されない限りは有効ではありませんが，失神により外傷を繰り返している患者さんや失神のために生活の質が非常に落ちている患者さんにはチルト試験のみの結果よりペースメーカーの適応を検討することもあります．

## 2 状況失神 situational syncope

### 1. 発症機序

- 反射性失神の中にも血管迷走神経性失神以外の失神があります．いわゆる**状況失神**と**頸動脈過敏性失神**になります．
- 状況失神とは一定の状況または日常の動作で誘発される失神で，反射性失神の一つと考えられます．急激な迷走神経活動の亢進，交感神経活動の低下のため，徐脈・心停止もしくは血圧低下をきたします．
- 排尿（micturition），排便（defecation），嚥下（swallowing），咳嗽（cough），息こらえ（Valsalva 手技），嘔吐（vomiting）等がきっかけになります．
- ガイドラインでも別に項目が示されているため，ここで説明させていただきます．生命予後に関しては，食道，肺などの疾患を併発している場合はその疾患によりますが，それを除けば血管迷走神経性失神と同様に良好です．

1）排尿失神
- 排尿失神は立って排尿するときに発症するため，**男性に多い失神**です．排尿時の迷走神経興奮と排尿時のいきみ，立位による静脈還流の減少により血圧低下や徐脈をきたし失神します．
- 中高年に比較的多い傾向ですが，20代の若年者でもみられます．長時間の臥床後や夜間就寝後の排尿中から直後に起こります．飲酒後や利尿薬の服用中の失神が多いようです．
- **飲酒後に発症が多く**，若年から中年の男性の90％程度が夜間から明け方にかけての発作となります．
- 55歳未満では夕方から夜中の飲酒中や飲酒直後に，55歳以上では明け方・早朝の発症が多いようです．

## 2）排便失神

- 排便失神は**中高齢の女性に多く**，排便時や腹痛を伴い失神します．排便時のいきみによる静脈還流の減少，腸管運動に関連した迷走神経反射が加わって血圧低下や徐脈をきたします．
- 排便失神では高齢者で循環器系等に基礎疾患を有していることが多いためか，他の原因による失神の再発や死亡が多いです．
- 排便前でも，腹痛に伴い失神することもあります．これを疼痛による血管迷走性失神と考えるか，内臓痛や排便に伴う状況失神と考えるかは難しいところですが，**基本的な方針は他の失神と同様に心疾患の有無を確認し，心原性失神を否定し，再発を予防する**，ということになりますので分類にこだわらずに診療してください．

## 3）嚥下性失神

- 嚥下性失神は**比較的まれで中高年の男性が多い失神**です．筆者の外来にも1年に1例来院するかどうかといったところです．
- 固形物の嚥下時に最も多く，炭酸飲料，冷水などで誘発されます．人によっては冷たいビールを飲むと失神するという患者さんもいらっしゃいます．
- 食道疾患の合併が42％に認められると報告されており，**本疾患を考える場合には上部消化管内視鏡などによる精査が必要**になります．内視鏡の際に食道バルーンにより徐脈や血圧の低下が誘発されるかの確認も可能です．食道圧受容器の感受性亢進による迷走神経反射が原因と考えられます．

## 4）咳嗽失神

- 咳嗽失神も同様に**中年の男性に多く**，咳により胸腔内圧が上昇しやすい**肥満または頑強で胸郭が大きい患者さんに多く**認められます．喫煙者や慢性閉塞性肺疾患の合併も多く認められます．
- この失神は咳による胸腔内圧上昇により静脈還流量が減少し，心拍出量が低下し失神する場合と胸腔内圧・気道内圧の上昇による迷走神経反射に起因する場合とがあります．

## 2. 診　断

- 状況失神の診断は**詳細な病歴聴取を行い，失神時の状況を確認すること**です．
- 同じような状況で誘発を試みても失神発作が再現されないことが多く，問診や長期の心電図モニターの結果で診断するしかない場合が多いです．
- 嚥下性失神では失神時と同様の食材の嚥下や先に述べた食道バルーンでの誘発が可能な患者さんを多く認めると報告されています．
- 状況失神ではチルト試験の有用性は高くないと報告されていますが，当院では失神を繰り返す患者に対しては迷走神経反射の確認のため行っています．誘発も困難で，**発作を繰り返す患者さんではペースメーカーの適応も考え，植え込み型ループ式心電計の使用を検討する必要があります**．

## 3. 治　療

- classⅠの治療は血管迷走性失神と同様になります．
- どの種類の失神であっても，失神が出現する状況を可能な限り避けることとなりますが，生活上避けられない行為がきっかけとなる場合も多く，その状況を避けることができない患者さんも多くいます．
- その状況下では失神する可能性があることに注意し行動していただくことが重要です．特に疲労時には症状が出やすいためさらに注意していただく必要があります．

---

classⅠ
1. 病態の説明
2. 生活指導
3. 前駆症状出現時の失神回避法

classⅡa
1. 重症例や心抑制型の例に対するペースメーカー

## 6. 心原性失神のリスクが低い失神の診療

### 1）生活指導

- 状況失神は発作頻度が少ないため，生活指導で問題なく生活できる患者さんが多いです．血管迷走性失神と同様，前兆があった場合は同様のPCM（図2）による回避方法の指導が有用です．

①排尿失神

- 飲酒後などの失神の再発が疑われる状況では**男性でも座位での排尿が勧め**られます．
- **多量の飲酒を避け，飲酒の際には同時に水分の摂取もするよう指導**します．

②排便失神

- 排便によるいきみや腹痛を抑えることが必要になります．排便失神の場合，前駆症状出現時に横になるなどの回避動作が行えない場合が多く，PCMの効果も限局的なことが多いため，**便秘のコントロールや下痢の予防**が重要です．
- 過敏性腸症候群患者でも失神が誘発されるため，積極的な治療介入が必要になります．

③嚥下性失神

- 誘因が嚥下であるため，誘因をすべて取り除くことは食事を食べないことになってしまうため不可能です．
- 可能な限り誘因となる，固形物，温湯，冷水，炭酸飲料などは避けるべきですが，神経質に食事の摂取を制限することは生活の質を低下させてしまうことにつながります．
- 咀嚼を十分に行うなどの対応や食道疾患の治療を行い，**過度な食事制限につながらないよう注意が必要**です．

④咳嗽失神

- 呼吸器系の疾患がある場合，その治療が最優先となります．
- **禁煙の指導や喫煙本数の減量**等も必要となってきます．咳嗽が多い時期や咳嗽発作が誘発されるような状況では失神の予防のため，**咳止めなどの使用**も考慮します．

Ⅲ章　First touch〜失神患者が訪れたら〜

## ●状況失神におけるペースメーカー治療●
- 生活指導を行っても再発を繰り返してしまうような患者さんで，発作時に徐脈や心停止が認められている場合はペースメーカーの適応となります．発作が繰り返される患者さんでは長期心電図モニターなども使用し徐脈の有無の確認が必要になってきます．

### Column　患者さんへの反射性失神の説明

　反射性失神は誰でも起こりうるもので，筆者も通勤中に気分不快と冷汗に襲われ，前失神症状が出現したことがあります．失神を専門にしているのにここで倒れて救急車で運ばれてしまうのは…っと考えていわゆる，PCMを行い，次の駅で下車し5分ほどホームのベンチで休んだ経験があります．

　前にも述べたように失神は全人口の4割程度に出現します．ただ，多くの方が生涯で1回のみです．再発性の方は何か大きな異常が自分の身体にあるのではと患者さん本人はもちろん，ご家族も心配していらっしゃいます．ただ，反射性失神を繰り返す若年者で内科的な異常があるということは実際には多くはありません．もちろん，精神的な悩みなどがあることもありますが，基本的には健康な方ということになります．外来でよく使うたとえですが，「お腹が痛くなるのと同じ」という説明を使うことがあります．失神同様，腹痛はいろいろな原因があり，生命の危険性を伴うものから神経性のものまでさまざまです．腹痛は基本的には誰でもなりえますし，再発もします．ただ，多くの腹痛は自然に軽快することが多く，人によっては繰り返すこともあります．このような症状が一過性意識消失だっただけだという説明をします．これは，別に頭痛でも，鼻水でもいいのかもしれません．要は患者さんとご家族に失神というものそんなに心配するものではないということを理解していただくことが重要と考えています．

### 3　頸動脈洞症候群による失神

- 頸動脈洞症候群は中高年の失神患者さんにおいて多く認められる失神です．

#### 1．病態生理と頻度
- 頸動脈洞にはご存知の通り圧受容器が存在し，頸動脈血圧の上昇を感知す

ることで体血圧の調整を行います．外部からの圧迫による刺激でも血管壁の伸展をきたし，血圧が上昇したものと認識します．
- 細かい反射経路に関しては成書をお読みいただきたいと思いますが，頸動脈洞は血圧が上昇した際はその調節機能により血圧および心拍数を調整するのが本来の役割です．頸動脈洞圧迫により圧受容器は急激な血圧の上昇と判断し，洞機能や房室伝導能に抑制的に働き，洞停止や房室ブロックが生じ血圧の低下や極端な徐脈が出現し失神に至ります．
- 頸動脈洞症候群の病態は動脈硬化と関係しているとの報告もありますが，失神をしてしまうような病態の詳細は不明です．
- **頸動脈洞症候群は，反射性失神の1割程度に認める**との報告ですが，筆者の外来では実際に頸動脈洞症候が失神の原因とされた患者さんは1％に満たない程度です．印象では海外では多く認められますが，わが国では少ないようです．

## 2. 診　断

- 症状としてはめまい，ふらつき感，失神は**頸部の回旋や伸展およびネクタイ締め等の頸部への圧迫が誘因**となります．また，頸部腫瘍（甲状腺腫瘍等）や頸部リンパ節腫大等の頸動脈洞を圧迫する疾患でも症状が出現します．
- 頸動脈洞症候群の診断には血管迷走神経性失神との鑑別が必要です．**表7**のように，臨床的特徴に違いがあり，これらの違いを念頭において問診することである程度の鑑別は可能となります．**最終的には頸動脈洞マッサージ（CSM，Ⅲ章-2 図5参照）による診断**となります．長時間の心電図（ホルター心電図，モニター心電図，植え込み型心電図）で一過性の徐脈があり，その後のCSMにより診断されることもあるようです．こちらもやはり問診が重要になってきます．
- 先ほど述べたように，失神・前失神の前に首を曲げたり，振り向く等の行動の有無や，ネクタイや襟の硬い洋服の着用等が頸動脈洞症候群を誘発させます．心電図モニターにて，CSMで病歴と一致した意識消失発作（前失神も含みます）が誘発された場合に，さらに血圧および心拍数の反応か

## Ⅲ章　First touch〜失神患者が訪れたら〜

**表7　頸動脈洞症候群と血管迷走神経性失神の比較**

|  | 頸動脈洞症候群 | 血管迷走神経性失神 |
|---|---|---|
| 発症頻度 | 低い | 高い |
| 好発年齢 | 50歳以上に多い | 若年〜中高年 |
| 性　差 | 男性≫女性 | 女性＞男性 |
| 前駆症状 | （＋／−） | （＋＋＋） |
| 家族歴 | （−） | （＋＋） |
| 心疾患合併 | （＋＋） | （＋／−） |
| 発作時<br>活動状態 | 頸部の廻旋時など | 立位，座位，排尿時 |
| 診断法 | 頸動脈洞マッサージ | チルト試験 |
| 病型分類 | 心抑制型＞血管抑制型，混合型 | 血管抑制型，混合型＞心抑制型 |

らの分類がなされます．臥位で誘発されない患者でも立位におけるCSMにより誘発されることがあるため，**立位でのCSMが必要**となります．筆者の施設では，外来受診時に病歴聴取後に疑わしい患者に対してCSMを施行する場合か，チルト試験施行時にCSMを行うことが多いです．

● CSMによって生じる合併症は脳梗塞の神経症状ですが，発症率は約0.1〜0.45％ときわめて低く早期に回復する例が多いようです．しかし動脈硬化の強い患者は避けるべきで，**血管雑音を認める場合は行うべきではありません**．全例に頸動脈エコーを施行する必要はありませんが，**CSM施行前には頸動脈の雑音の有無は確認する必要があります．**

● また，頸動脈洞症候群と同様の症状（首の振り向き等）で出現するT-LOCで椎骨動脈異常の場合があります．首の振り向きで失神するがCSM陰性の場合は疑ってください．

## 3. 分　類
● 頸動脈過敏症候群は以下のように分類されます．
① 心抑制型（cardioinhibitory type）
● CSM により少なくとも 3 秒以上の心停止を伴う頸動脈洞過敏を示し，意識消失発作が誘発される．心停止の原因は洞停止だけでなく房室ブロックのこともあります．
② 血管抑制型（vasodepressor type）
● CSM により 3 秒以上の心停止は示さないが，50 mmHg 以上の収縮期血圧低下を認め，意識消失発作が誘発される．実際に，1 心拍ごとに血圧が測定できないと血圧の低下の確認が難しいため，外来等で行う場合は心拍数の低下なく，血圧が低下し症状が出現するものも血管抑制型と考えます．
③ 混合型（mixed type）
● 心停止は 3 秒以内であるが，心拍数の低下を認め，血圧が低下するもの．

## 4. 治　療
● 治療に関しては日本循環器学会のガイドラインでは次のように示されています．

> class Ⅰ
> 1. 病態の説明
> 2. 生活指導：急激な頸部の回旋・伸展，きつい襟，きついネクタイ等の誘因を避ける
> 3. 頸部腫瘍の摘除
> 4. 反復する心抑制型失神に対するペースメーカー（DDD，DDI 型）
>
> class Ⅱa
> 1. 失神発作があるが，頸動脈洞刺激で心抑制型の過敏反応を示すものの失神には至らない例に対するペースメーカー
>
> class Ⅲ
> 1. 頸動脈洞刺激によって心抑制型の過敏反応を示すが，症状がないか漠然としている例に対するペースメーカー

## 表8 ペースメーカーの分類

| モード | ペーシング部位（刺激部位） | センシング部位（感知部位） | 出力形式 | リード |
|---|---|---|---|---|
| AAI | 心房（A） | 心房（A） | 抑制（I） | 心房（A）に1本 |
| VVI | 心室（V） | 心室（V） | 抑制（I） | 心室（V）に1本 |
| DDD | 心房と心室（D） | 心房と心室（D） | 抑制と同期（D） | 心房と心室（D）に計2本 |
| DDI | 心房と心室（D） | 心房と心室（D） | 抑制（I） | 心房と心室（D）に計2本（心房細動合併の患者さんに適しています.） |

D＝Dual，モードの最後にR（Response）がつくと体動，呼吸数等により心拍数を変化させる心室応答機能付きになります．

- 薬物療法の有効性はこの失神でも少ないようです．
- 症状が前失神にとどまっている場合は頸動脈洞を圧迫する可能性がある強い頸部回旋，伸展等を避けていただくこと，ネクタイ締め，襟の硬い洋服などの着用を控えていただくように生活指導します．
- **発作を繰り返し，外傷が認められる心抑制型の患者さんにはペースメーカーの適応を早期に検討する必要があります**．ペースメーカーの適応を見る場合に頸動脈洞マッサージで心停止をきたした患者さんに対しては，アセチルコリンの静脈投与をした後，再度頸動脈洞マッサージを行う方法があります．アセチルコリン投与後の頸動脈洞マッサージで失神をきたさない場合にペースメーカーの有効性が高いと考えられています．
- 心抑制型の頸動脈洞症候群では心停止の原因が房室ブロックである可能性があり，AAI型ペースメーカーでは失神を予防することができず禁忌とされています．VVI型では症状の改善は認められない場合があるため，**DDD，DDI型のペースメーカーの使用が有効となっています**（**表8**）．
- この失神も反射性失神と同様にrate drop response（RDR）機能を持つ生理的ペースメーカーが有効とされています．血管抑制型においては確立された治療法はなく，生活指導を徹底する必要があります．

## 6. 心原性失神のリスクが低い失神の診療

**Column　原因不明の失神における検査の有益性**

　原因不明の失神患者さんは，失神の原因の診断，治療および再発予防を希望されてきます．

　ただ，どのような研究を見ても原因がわからない患者さんが一定数存在します．初めて病院を受診される場合であれば一定の検査をしても診断ができないことを説明しています．場合によっては植え込み型心電図の適応の有無を検討することになります．

　最近来院された20代前半の女性の患者さんは，高校生のころから年に2～3回の失神を繰り返しているとのことでした．すでに地元の病院や複数の大学病院を受診しており，循環器内科，神経内科，精神科の診療を受け，チルト試験も含めて検査を施行されていましたが原因不明となっていました．さらに，植え込み型の心電図をすでに植え込まれており，発作時の心電図の異常は見つかっていません．このような患者さんの診療をどう進めていくかが問題になります．

　もちろんこの患者さんの今までの検査所見では異常はなく，心原性の失神とは考えづらいので，ガイドラインでいう，「低リスク・再発性」ということになります．初めからすべての検査を再度行って検討するという方法もありますが，すでに信用のおける医療機関でとことん検査されています．当院で検査をしても診断がつく可能性は低く，受診時に診断がつかない可能性が高いことを説明しました．

　1から検査をしても，本人の負担になるだけで有益性がないこと，生命にかかわる病気はなく大きな外傷もないので，無理に診断を付ける必要性がないことを本人・ご両親に説明して納得していただきました．

　失神患者さんの1割程度は入院精査を行っても原因はわからないとされています．失神診療ではそのことを念頭に置き，リスクに応じてどこまで精査を行っていくべきか考えながら進めていくことが必要になってきます．診断を付ける必要がないことを説明しなければ，患者さんは診断を求めて他の病院を探すことになってしまいます．

# Ⅳ
# Second touch〜さらなる検査〜

## Introduction

　失神の初期診療 (First touch) で，失神のリスク評価が終了し，高リスクと考えられた場合やリスク評価がはっきりしないときは，躊躇せずさらなる検査を進めていきます．検査の種類により外来で可能なもの，入院が必要なものがあります．この章では入院が必要な検査に関しては専門的検査として示しています．

　この章で紹介する検査は，失神の原因を確定させていく検査になります．専門的検査の中には治療法を検討するものも含まれてきます．初期診療に比べて，侵襲的な検査や高価な検査も入ってくるため適応を考えながら施行してください．

# 1. さらに行う検査と適応

> **Essence**
> - 非侵襲的検査にて器質的心疾患の有無，心疾患の評価を進める．
> - 高リスクの患者さんやリスク評価がはっきりしない患者さんには積極的に検査を行う．
> - ただ，外来で可能な検査であるが，すべての検査をルーチンに行う必要はなく，適応を見定めて行う．

● ここでは初期診療後に行う検査とその適応について説明していきます．

## A 心エコー検査

● 心エコーは循環器の診療においては一般的に行われる検査です．失神の診療においても必要な検査になってきます．心臓の機能および弁膜症の有無が非侵襲的にわかります．

● 身体所見やその他の初期診療の所見により**弁膜症や陳旧性心筋梗塞が疑われる患者さんには絶対に必要**ですが，心エコーで初めてわかる心疾患も存在しますので筆者の外来では多くの患者さんに施行しています．

● 日本循環器学会のガイドラインでも救急部門における診断のアプローチで心原性失神のみならず，心疾患の既往や心電図異常が認められた失神患者においてルーチンに施行すべき検査である，とされています．

● ESC のガイドラインでは器質的心疾患の疑いがある失神患者において，診断とリスク層別化のための心エコー検査の施行は class I となっており，診断については，重症大動脈弁狭窄症，閉塞性の心腫瘍・血栓，心タンポナーデ，大動脈解離，冠動脈の先天性の奇形に関してはエコーでの診断が class I となっています．

### 1 心臓弁膜症の有無

● 弁の逆流，狭窄を確認します．特に，大動脈弁狭窄症は突然死の原因にも

なる弁膜症で，**失神の原因にもなります**．通常，聴診にて収縮期雑音を聴取しますので，**心雑音のある例では必ず心エコーでの確認が必要**です．
- 大動脈弁に石灰化を認める場合は，弁口面積の確認や血流速度を測定し重症度の評価を行ってください．
- 重症例では手術などの専門的な治療の適応になりますので，専門施設での診療が必要になってきます．
- 大動脈弁狭窄症以外の弁膜症が失神の直接の原因になることは多くはありませんが，弁膜症の合併＝心疾患の合併となりますので**不整脈の有無の確認が必要**となってきます．
- 肺高血圧症による失神もまれではありますが，存在します．三尖弁の高度逆流や**右房-右室の圧較差の測定**を行ってください．
- 治療が必要な弁膜症が存在する患者さんは，失神の原因が反射性失神などの非心原性と考えられても弁膜症の治療を優先して行う必要がありますので，循環器内科等の専門医の判断を仰いでください．

### 2 左室機能・形態異常の評価

- 心機能低下例や陳旧性心筋梗塞を合併している患者さんは心室性不整脈の可能性があり，精査が必要となってきます．
- また，左室駆出率が高度に低下している患者さんは失神の原因と関係なく植え込み型除細動器の適応となりますので左室機能，形態に異常がある場合は弁膜症のときと同様に循環器内科等の専門医の判断を仰いでください．

### 3 左房径の拡大の評価

- 左房の異常が直接失神の原因にはなりませんが，心房細動に関わる徐脈による失神は意外と多く存在します．
- 心房細動の既往や動悸等の症状がなくても左房の拡大がみられる場合には心房細動の存在を確認する必要がありますので，**ホルター心電図**などの**長期心電図モニターにて心房細動の有無を確認**してください．

## B ホルター心電図

- ホルター心電図は一般的には24時間連続の心電図を行う検査です.ホルター心電図装着中に失神を起こすことはまれですが,**無症候性の不整脈の有無の確認**を行うためにもスクリーニングとして行っています.
- また,1週間に1回程度の失神がある患者さんであれば装着中に失神を起こす可能性もあるため是非行ってください.
- 心電図モニターすべてにいえることですが,**失神・前失神の症状出現時に徐脈もしくは頻脈が認められれば確実な診断**となりますが,無症状であってもモービッツⅡ型の房室ブロックの出現や心房細動などによる徐脈頻脈症候群が確認されれば診断の手がかりやさらなる検査を行う根拠になります.
- さらに,症状出現時に心電図になにも変化がない場合は,不整脈性失神の否定になります.
- また,反射性失神においても失神出現前の一過性の頻脈を確認することで診断の手がかりになります.

## C 運動負荷試験

- 運動負荷試験は**狭心症の有無**や**運動誘発性の不整脈**の確認のために施行します.トレッドミル,エルゴメーター(自転車),マスター負荷(階段の昇降)によるものが存在します.
- マスター負荷では負荷中の心電図モニターが施行されないことが多く,失神患者に対する運動負荷では,**心室性不整脈の可能性や負荷の強度などの問題もあるためトレッドミルやエルゴメーターによる負荷が勧められます**.
- 施行前に,高度の弁膜症の有無や高度な心機能の低下がないか,心エコーなどにて確認が必要です.そのような例では,運動負荷中に心室性不整脈が出現することがありますので慎重に検査を進めてください.
- 若年者で運動誘発性の不整脈が疑われる場合には**患者さんの最大の負荷まで掛ける必要があります(症候限界)**.目標心拍数にとらわれずに最大の

## 1. さらに行う検査と適応

**表1　運動負荷試験**

| 徴　候 | |
|---|---|
| ・運動中もしくは運動直後の失神 | class Ⅰc |
| **診断基準** | |
| ・運動中もしくは直後に，心電図異常または低血圧にともない失神が再発する． | class Ⅰc |
| ・失神を伴わなくても運動にともない，モービッツⅡ型の房室ブロック，Ⅲ度房室ブロックが出現する． | class Ⅰc |

負荷をかけてください．
- 表1にも示しますが，運動中や運動直後の失神患者に対してはリスクがない限り，classⅠの適応となってきます．心電図異常などを伴った失神や失神をきたす不整脈が誘発された場合に陽性となります．

## D 頭部 CT・MRI

- 先に述べましたが ESC および JCS のガイドラインでは**すべての失神患者さんに対して施行する検査ではない**とされています．意識消失前に麻痺やしびれ等の神経症状がある患者さんやてんかんが疑われる患者さんには必要不可欠ですが，その他の患者さんにおいては頭部の画像検査で原因が特定できる可能性は高くはないため適応について考慮が必要になります．
- なかには頭部疾患を非常に心配される患者さんもいらっしゃいます．ガイドライン通りの診療だけではトラブルの原因や患者さんとの信頼関係に影響することもありますので，その場の状況に応じて施行してください．
- 表2に日本循環器学会と ESC のガイドラインの CT・MRI の適応について示します．

## E 脳波・頸動脈エコー

- この2つの検査も頭部の画像検査と同様に神経症状がない場合の診断率は

Ⅳ章　Second touch〜さらなる検査〜

**表2　各学会の失神に対する頭部CT/MRI検査の適応**

| 日本循環器学会ガイドライン | 脳神経系の異常を示唆する病歴や身体所見を認めない患者に対して頭部CT検査や脳波検査を施行する必要はない．ただし，神経学的異常所見を認める患者などには施行目的を明らかにし患者を選択して施行すべきである． |
|---|---|
| ESCガイドライン | class Ⅲ<br>非失神による一過性意識消失が疑われない限り，脳波，頸動脈エコー，頭部CT/MRIは適応とならない． |

高くはありません．**てんかんや一過性脳虚血発作が疑われる場合に施行してください．**
● **てんかんが否定できない患者さんで1回の脳波検査で異常がない場合でもてんかんは否定できません．**複数回の脳波検査が必要になる場合があります．

---

**Point　頭部の画像検査―患者さんとの信頼関係とガイドライン順守**

失神患者に対する頭部CTやMRIなどの画像検査はガイドライン上も推奨度は低いものとなっています．そのため，これらの検査は神経症状がある限られた失神患者に施行することになっています．ただし，医学的な問題とは別に頭部の画像検査を施行する場合もあります．患者さんの中には（失神＝頭部の病気）と考えている方が相当数いらっしゃいます．心臓のリスク評価を行い診療を進めてもやはり頭が気になる方がいらっしゃいます．推奨するわけではありませんが，そのような患者さんには不安の除外も考え頭部の検査をしたほうがよいかもしれません．

ある患者さんは頭部の疾患が疑われましたが，症状から反射性失神が疑われたため，通常の診療を行い心原性失神の可能性は低く心配ないことを説明しました．その際に頭部の疾患は症状より否定的な話はもちろんしていました．後日，電子カルテを確認してみると，その患者さんは頭部の検査をしていないとの理由で，他科の受診をしてMRI検査を受けており，その後筆者の外来予約日には再診されませんでした．このように，患者さんの心配事を医学的理由のみで無視すると患者さんとの信頼関係がうまく構築できない場合があり注意が必要です．

IV章　Second touch〜さらなる検査〜

# 2. 専門的な検査

**Essence**
- 多くが入院で行う検査になり，検査のリスクもある．高リスクの患者さんに対して施行を検討する．
- 高リスクで診断がつかない場合は，長期心電図モニターによる診断を検討する．

## A 経食道心エコー

- 通常の心エコーとは違い，上部消化管内視鏡のようなプローベを使用し食道から心臓を観察する検査です．心臓を裏側から観察するため，肺に邪魔されずに確認することができます．
- **弁膜症**の詳細な評価や**心内の血栓**，**心内シャント**の観察時に行われます．

## B 冠動脈造影・心臓カテーテル検査（冠動脈 CT・心筋シンチグラム）

- 冠動脈造影や心臓カテーテル検査は**狭心症**などの**虚血性心疾患**が疑われる患者さんや症状がなくても運動負荷試験陽性の患者さんが適応になります．
- 狭心症や冠動脈病変を確認するだけであれば冠動脈 CT や心筋シンチグラムにて代用も可能です．
- 検査の結果，冠動脈に有意狭窄があるような場合は不整脈の起因となることもあるため適切に治療を行ってください．
- 実際に，失神の発症状況より虚血性心疾患が否定的な患者さんでも，虚血性心疾患として治療が必要な場合は他のリスク因子と同様に虚血性心疾患の治療を優先させてください．

## C 心臓電気生理学的検査（EPS）

- 心臓電気生理学的検査 electrophysiological study（EPS）は不整脈性失神を診断するためには必要な検査です．

IV章　Second touch～さらなる検査～

- 脚ブロックなどの伝導障害が疑われる場合，症状より不整脈性の失神が疑われる患者さんではリスク評価も含めEPSを施行します．
- 心機能が正常で，心電図や臨床症状より頻脈性不整脈が強く疑われない場合は頻脈を誘発する必要はなく，徐脈性不整脈の有無を確認します．
- 重要なのは，**房室ブロックの有無**になりますので，A-H（心房-His束）時間，H-V（His束-心室）時間の測定を行います．
- Ⅰ群抗不整脈薬による負荷後も含め，H-V時間の延長は房室ブロックのハイリスクとなっています．H-V時間が100msより延長しているときは4年で約4分の1の患者で房室ブロックが出現することが報告されておりペースメーカーの適応となることが多いとされています．
- 一方で頻脈性不整脈に関しては，ホルター心電図で非持続性の頻脈が確認されている場合や左室の収縮能の極端な低下（EF 40％以下）のときなどに行います．Brugada症候群，QT延長症候群など突然死の原因になる不整脈疾患に対する誘発に関しては各種ガイドラインを参照してください．
- 原因不明の失神患者全員に対して，EPSを行う必要はありませんし，さらに心室性不整脈の誘発を行う必要性は多くはありません．また，重要なことは**EPSにて不整脈疾患が検出できなかった患者でも不整脈による失神が否定できたわけではない**ということです．
- 不整脈の可能性がある患者さんが**EPSを行い不整脈の検出ができない場合には必ず植え込み型ループ式心電計等の長期心電図モニターの使用を検討**してください．

## D チルト試験

- **反射性（神経調節性）失神**においては重要な検査です．チルト台と呼ばれる起き上がるベッドを使用し長時間の立位を再現します．足に血液を貯留させることにより自律神経のバランスを崩し失神を誘発します（**図1**）．施設によっては透視台を使用し行うところもあります．
- ガイドラインでは以下がチルト試験の適応となります（class Ⅰ）．

2. 専門的な検査

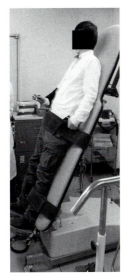

図1 チルト試験の風景

- ハイリスク例（例えば外傷の危険性が高い，職業上問題がある場合）の単回の失神．
- 器質的心疾患を有しないか，もしくは器質的心疾患を有していても，諸検査で他の失神の原因が除外された場合の再発性失神に対するチルト試験．
- 血管迷走神経性失神の起こしやすさを明らかにすることが臨床的に有用である場合のチルト試験．

● このことからわかるように失神患者すべてに適応があるわけではありません．さらに，反射性失神であっても症状から診断が明らかで，回数も少ないときは適応にならない場合が多くなってます．
● 心原性か反射性の鑑別がつかないときや，非失神の鑑別が必要な患者さんに施行します．
● チルト試験の方法としてはいくつか推奨されている方法がありますが（表1），当院ではイタリアン・プロトコールと呼ばれるニトログリセリン（NTG）を使用した方法を行っています（図2, 3）．この方法は他のプロトコール

IV章　Second touch〜さらなる検査〜

表1　チルト試験の方法についての勧告（ESC ガイドライン 2009）

| チルト試験の方法 | class | エビデンスレベル |
|---|---|---|
| ・チルト開始前の安静臥床は静脈ルートがなければ最低5分間，静脈ルートがあれば最低20分間必要 | I | C |
| ・チルトの角度：60〜70度 | I | B |
| ・薬物負荷のないチルト試験は20〜45分間施行 | I | B |
| ・ニトログリセリン負荷はチルトのまま300μgのニトログリセリンを舌下投与する* | I | B |
| ・イソプロテレノール負荷は，20〜25％の平均心拍数の増加を目標に，1〜3μg/分まで徐々に増加させる | I | B |

＊わが国ではニトログリセリン錠剤 0.3mg の舌下投与またはスプレー噴霧 0.3mg を使用する．

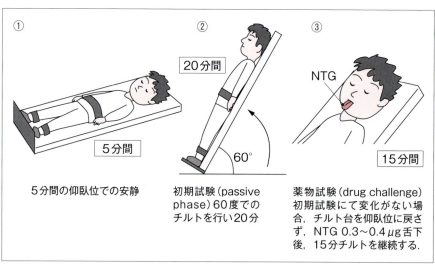

図2　イタリアン・プロトコールによるチルト試験

に比べ，短時間で終了し，高リスクの患者でなければ点滴なども必要なく行うことができます．

●チルト試験ではプロトコールによって感度・特異度が変わってきます．簡

## 2. 専門的な検査

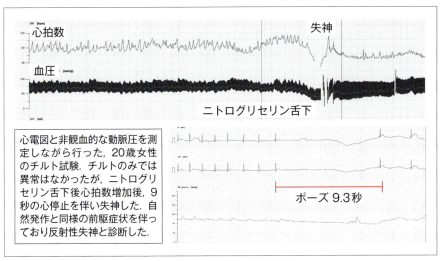

図3 チルト試験

心電図と非観血的な動脈圧を測定しながら行った，20歳女性のチルト試験．チルトのみでは異常はなかったが，ニトログリセリン舌下後心拍数増加後，9秒の心停止を伴い失神した．自然発作と同様の前駆症状を伴っており反射性失神と診断した．

単にいえば，反射性失神ではない患者さんに失神を誘発してしまう擬陽性，逆に反射性失神の患者において失神が誘発されない偽陰性が発生します．

● チルト試験の結果として ESC のガイドラインでは下記のように記載されています．

器質的心疾患を有しない例において，反射性の低血圧・徐脈が誘発され**失神が再現される場合に血管迷走神経性失神と診断**し（class I），器質的心疾患を有する例においても反射性の低血圧・徐脈が誘発され**失神が再現される場合は血管迷走神経性失神と診断**する（class IIa）．ただし器質的心疾患を有する例においては，チルト試験の陽性所見により診断する前に不整脈や他の心血管系失神の原因の除外が必要である（class IIa）．低血圧や徐脈を伴わない意識消失が誘発された場合は，精神疾患による"偽失神"の診断を考慮する（class IIa）ことが推奨されている．

● 失神が再現されるというのは ESC のガイドラインにもあるように，自然発作と同様の失神を指します．チルト試験で失神がたとえ誘発されても自然発作と全く違ったものであれば，反射性失神を積極的に疑うかどうかは

IV章　Second touch～さらなる検査～

**表2　チルト試験で誘発される血管迷走神経性失神の病型**

| Type 1：混合型（mixed type） |
| --- |
| ・心拍数は増加した後減少するが40/分以下にはならないか，40/分以下でも10秒未満あるいは心停止3秒未満<br>・血圧は上昇した後，心拍数が減少する前に低下 |
| Type 2：心抑制型（cardioinhibitory type） |
| ・心拍数は増加した後減少し，40/分以下が10秒以上あるいは心停止3秒以上<br>・2A：血圧は上昇した後，心拍が低下する前に低下<br>・2B：血圧は心停止時あるいは直後に80mmHg以下に低下 |
| Type 3：血管抑制型（vasodepressor type） |
| ・心拍は増加した後不変のまま血圧低下<br>・心拍は低下しても10％未満 |

その他の状況の確認が必要になってきます．
- チルト試験で誘発される血管迷走神経性失神の病型を**表2**に示します．
- 心原性やてんかんを疑われていた患者の失神とチルトで誘発された失神と全く同様であれば，反射性失神の可能性がでてきます．もちろん，はっきりした心疾患，不整脈がないこと，脳波などに異常がなく，他の疾患の診断の根拠がない場合に限られます．
- **チルト試験の結果はあくまでも参考所見です．診断は他の検査結果状況より総合的に判断することになります．**

## E　長期心電図モニター（植え込み型ループ式心電図，イベントレコーダー等）

- 原因不明の失神では発作時の心電図を確認することが，確定診断および治療法決定のために重要です．
- 週に1回程度の発作があれば，ホルター心電図や入院でのモニターを施行し診断することが可能ですが，発作頻度が少ない患者ではさらに長いモニターが必要となってきます．
- 最近では1週間程度のホルター心電図の使用も可能ですが，わが国では一

## 2. 専門的な検査

**表3 心電図記録と診断時間**

|  | 観察可能期間 |
|---|---|
| 入院での心電図モニター | 1〜7日 |
| ホルター心電図 | 1日 |
| 外付けのループ型心電図 | 3〜30日 |
| 植え込み型ループ式心電図 | 1,000日 |

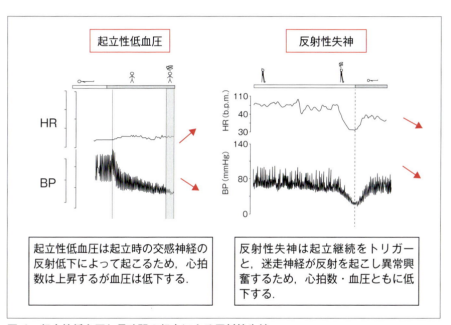

**図4 起立性低血圧と長時間の起立による反射性失神**

般的でなく，外付けのループレコーダーもあまり普及されていません．そのため1月に1回以下の失神であれば，植え込み型ループ式心電図 implantable loop recorder (ILR) の使用を検討します(**表3**).

● 従来のILRは縦6cm×横2cm×厚さ0.7cmとなっており100円ライターと同じくらいの心電計でした．左前胸部にポケットを作り皮下に植え込む

Ⅳ章　Second touch〜さらなる検査〜

ものでしたが，最新式（平成29年3月現在）は単三電池の3分の1程度の大きさとなっており，手術時間や侵襲度もかなり軽減されてきています．
●植え込み後，患者の症状（失神，前失神，動悸など）が出現したときの心電図記録が可能となります（図4）．設定により，不整脈の出現時は自動的に記録されるため，症状が起こらないような不整脈の検出も可能となります．遠隔のモニタリングも可能であり，来院の必要なく内部の心電図記録等の確認が可能です．電池寿命は3年で診断後は摘出可能です．
●以前は精査を行っても診断がつかなかった失神に対して最後の手段として使用していましたが，低リスク・再発性失神にはこれまでの使用経験より早期の使用により安全に，早期に診断がつくことが示されており，使用範囲が広がってきています．わが国では植え込み適応患者が同意されないケースが少なくありませんでしたが，**機器の小型化により患者・医師ともに受け入れやすいものとなってきている**ため，今後広く普及することが望まれます．

### Column　クリップのような心電計

　失神の診断の決め手となるのが，植え込み型の心電計（ILR）となります．最近ではICM（insertable cardiac monitor）といわれるようです．以前は使い捨てライターくらいの大きさの機械でした．
　この機械は海外で使用できるようになってからは10年以上，日本でも使用できるようになってから5年以上が経過していますがなぜか循環器内科医のなかでもあまり認知されていない実情があります．多くの医師がILRを使用しないで失神の診断をつけたいと思っているところがあり，強く勧めないというのもあるようです．実際にILRを使用した患者さんにおける海外のデータでは使用しなかった患者さんよりも早く診断することが可能であり，医療費も安かったとされています．さらに，早期の治療が可能になるためQOLも上昇すると報告され，植え込み後の違和感等は非常に少なく受け入れは良好でした．
　このように悪いことはほとんどありません．ただ，ある程度の大きさの機械を植え込むのでマイナスのイメージが伴います．2016年9月から使用できるようになったILRは大きなクリップくらいの大きさになり，性能は今までのものと同等とのこ

2. 専門的な検査

とですので植え込み時の手技や機械が皮下に入っていることにより起こるアクシデントは大幅に少なくなると考えられます．診断のつかない患者さんではこのILRを試してみるのはいかがでしょうか？

　この機器を啓発するにあたりベテランの循環器の先生には冠動脈のステントを例にとって説明しています．20年ほど前の話ですが，筆者が研修医の頃は冠動脈ステントを使用する医師と使用しない医師に分かれていました．その当時はバルーンが拡張したあとの造影所見に問題がなければステントを使用しないで加療していたという時期でした．その後，ステントの進化やIVUS（血管内エコー）などでの血管の状況が詳細に確認されてくるようになると，ステントを使用するかどうかではなく，どのようにステントを使用するかという流れになってきています．ILRも今後改良が進み，有効性が証明されてくると，最後の診療手段ではなく，いかに使用していくか変化していくと期待しています．

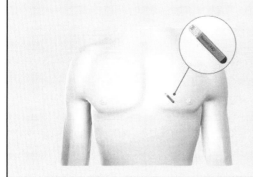
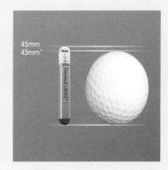

# V 失神の治療

## Introduction

　失神は原因により治療は異なります．経過観察でいいものから，侵襲的な治療が必要になるものまでさまざまです．失神のなかで必要な治療について治療ごとに説明していきます．各論で説明していきますが，もし失神がなかったとしても他の疾患のために治療の適応がある場合は失神の原因検索と並行して治療を進めてください．失神の治療は再発のみにこだわると薬剤の増量につながったり，不要なペースメーカー，植え込み型除細動器 (ICD) 等につながります．再発を繰り返す場合は，診断の確認か患者の QOL 等に配慮してください．

V章 失神の治療

# 1. 薬物治療

**Essence**
- 起立性低血圧や反射性失神に，classⅠとされている薬剤はない．第一選択とはしない．
- 不整脈疾患に対しては，薬物治療の適応があれば，使用する．

● 失神の治療において薬剤がメインになることはいろいろな原因のなかでも多くはありません．一般的にどのような疾患で必要になってくるのか疾患の原因ごとに分けて解説していきます．

● 起立性低血圧や反射性失神では，たとえ再発していても，失神によりQOLが低下している患者さんや外傷を伴っている患者さんにのみ，注意深く使用するようにしてください．

## A 起立性低血圧

● ガイドライン上ではclassⅡaの適応があります．再発を繰り返す場合に使用しましょう．初回発作の患者さんや頻度の少ない患者さんに早期に処方する必要はなく，生活指導等をまず行ってから処方を検討してください．

> ①循環血液量を増やす目的で
>   鉱質コルチコイド（フルドロコルチゾン）0.02～0.1mg/日　分2～3
> ②α刺激薬として
>   塩酸ミドドリン 4mg/日　分2,
>   塩酸エチレフリン 15～30mg/日　分3

● 一部の漢方薬において有効性が少数例ですが報告されています．いわゆる利水効果のある漢方薬が有効なようです．薬剤の副作用出現時等に使用を検討してください．

● また，薬剤治療とは少しずれますが，誘因となる薬剤の中止・減量：降圧薬，前立腺疾患治療薬としてのα遮断薬，硝酸薬，利尿薬等がclassⅠと

なっていますので可能な限り中止し投薬を検討してください．

## B 反射性失神

● 反射性失神に対する薬物治療に関しては起立性低血圧同様にガイドライン上では class Ⅱa の適応があります．再発を繰り返す場合に検討してください．こちらも同様に早期に処方する必要はなく，生活指導等をまず行ってから処方を検討してください．

> class Ⅱa
> 1. 循環血液量を増やす目的で
>    鉱質コルチコイド（フルドロコルチゾン）0.02〜0.1mg/日，分 2〜3
> 2. α刺激薬としてミドドリン 4mg/日，分 2

前述の起立性低血圧と似通った内容となっています．
● このほかに保険適用はありませんが，抗不整脈薬であるジソピラミドやβ遮断薬が class Ⅱb での適応があります．ただ，β遮断薬に関しては心抑制型の反射性失神に関しては症状を悪化させる可能性があり，ESC のガイドライン上は class Ⅲ となっているため注意が必要です．
● これもまた起立性低血圧と同様ですが，誘因となる薬剤の中止・減量，α遮断薬，硝酸薬，利尿薬などが class Ⅰ となっていますので可能な限り中止し投薬を検討してください．

## C 心原性失神

● 徐脈性不整脈においては使用されることがありますが，効果が不確実なためペースメーカー植え込み前の一時的な使用やペースメーカー植え込みが困難な場合の姑息的な手段となります．
● シロスタゾールやテオフィリンの使用が多いようですが，安易に使用せず，失神の原因が徐脈なのか，ペースメーカーの適応などを十分考慮してから使用してください．
● 頻脈性不整脈の場合，治療方法は頻脈の一般的な治療法に準じます．多く

# V章　失神の治療

が頻脈性不整脈予防のための抗不整脈やβ遮断薬が使われます．
- 先天性 QT 延長症候群ではカリウムの補正のための内服が必要なこともあります．
- 不整脈以外の心疾患に対しても薬剤の投与を行うことがあります．例えば，肥大型心筋症に対するβ遮断薬などです．
- **器質的心疾患では症状として「失神」が前面に出ていても失神の治療だけで終わらせてしまっては原疾患の進行により心不全などが出現します．失神の治療を行うとともに包括的に心疾患の治療を行ってください．**
- 心房細動患者に対して心拍数コントロールや洞調律維持のために，抗不整脈薬やベラパミルなどの Ca 拮抗薬やβ遮断薬を使用している例では徐脈頻脈症候群や徐脈性の心房細動により失神が出現したり，症状が悪化することがしばしば認められます．このような場合は繰り返しのホルター心電図や長期の心電図モニターが必要になってきます．
- 徐脈による失神が確認された場合は，肺静脈隔離術（心房細動アブレーション）やペースメーカーの植え込み等の侵襲的な治療の併用を検討してください．

# 2. ペースメーカー

**Essence**
- 起立性低血圧のペースメーカーの適応は限られている.
- 反射性失神のペースメーカーは,一部の患者さんに有効である.
- 徐脈性不整脈による失神は,ペースメーカーの適応である.

- ペースメーカーはいわゆる**徐脈性不整脈に対しては第一選択の治療**になります.
- 失神に伴い3秒以上のポーズを認める患者では適応になります.原因はさまざまですが,徐脈頻脈症候群を含む洞不全症候群,房室ブロック,徐脈性心房細動がその適応となりますが,その他にもいくつかの適応がありますのでご確認ください.

## A 起立性低血圧

- この失神に対しては**通常はペースメーカーの適応はありません**.最近,心拍数を早めに設定したペースメーカー治療の有効性の報告やclose loop stimulation(CLS)といわれる特殊な刺激モードが有効とする報告もありますが,議論の最中です.
- 他の原因でペースメーカーを植え込まれている患者さんに設定変更をして経過観察するのは良いかもしれませんが,現時点では起立性低血圧患者さんへのペースメーカー適応は慎重に検討したほうがよいようです.

## B 反射性失神

- 2000年代においてVPS Ⅱの結果よりペースメーカーによる治療はプラセボ効果で有効性が低いとの見解がでましたが,近年になり選択された患者では有効性があるという見解がでています.
- ISSU-Ⅲでは再発性の失神で40歳以上・自然発作で3秒以上のポーズが認められた患者さんでは失神の再発が有意に減少するという結果でした.

V章　失神の治療

ただ，その後の解析でチルト試験にて陽性であった患者さんの有効性は低いという結果になっています．
●現時点では反射性失神のガイドライン上 class Ⅱa のペースメーカー適応は

> ① 40 歳以上．
> ②植え込み型心電図等で 3 秒以上のポーズを伴い失神していること．

となっていますが，

> ③チルト試験で陰性

という項目を追加したほうがよいのかもしれません．
●臨床の流れで考えていくと，40 歳以上の再発の失神患者で症状からは反射性失神が強く疑われ，チルト試験では陰性であった場合に，植え込み型心電図などの長期モニターを使用し 3 秒以上のポーズが認められた場合にペースメーカーの適応となります．
●実際の臨床では適応となる患者さんの数は非常に少なく，適応があっても植え込みに同意されない患者さんが多くいます．
●また，頸動脈洞過敏性失神に有効性は高いので，日本循環器学会の「不整脈の非薬物療法のガイドライン」では class Ⅰ の適応となっています．
●**状況失神**に対するペースメーカーの適応は失神のガイドラインでは class Ⅱa となっていますが，有効性を示すデータは多くはないとのことです．筆者は通常の反射性失神と同様の適応で行っています．
●嚥下性失神では有効性が高く，一般的な反射性失神に比べれば高くなるようです．
●ペースメーカーの設定としては rate drop response（RDR）と呼ばれる設定を使用します．反射性失神の場合，迷走神経反射に伴い，急激な心拍数の低下と血管拡張による血圧の低下が同時に起こるため，心拍数低下時に頻脈傾向にすることにより心拍出量を保つ方法です．
●ほかにも起立性低血圧同様 close loop stimulation（CLS）も有効性が小規模研究において証明されており，多施設研究が EU 諸国を中心に行われていますが，適応に関してははっきりとしたものはなく，筆者の施設でも反射性失神に対する CLS ペースメーカーの植え込みは現在のところありま

## C 徐脈性不整脈

- 徐脈の種類にかかわらず失神の原因として**不可逆性の徐脈が原因と考えられた場合はどんな種類の徐脈でもペースメーカーの適応となります**.
- 失神患者に高度の徐脈が認められ,失神との関連が明らかではない場合,例えば失神精査のためホルター心電図を施行したときに,HR35回/分程度の徐脈が認められる場合はclass Ⅱaとなっています.
- その他に2束ブロック以上の脚ブロック(完全左脚ブロック,完全右脚ブロック+左脚ヘミブロックおよび3束ブロック)ではペースメーカーの適応があります.ESCおよび日本循環器学会のガイドラインでは心臓電気生理学的検査を行い房室伝導の機能を評価した後のペースメーカーの植え込みが推奨されています.
- ただ,ESCのガイドラインも,日本循環器学会のガイドラインも失神ガイドラインと不整脈治療のガイドラインで若干内容が違っています.2束ブロック以上の脚ブロックを伴う失神で心臓電気生理学的検査にて,ペースメーカーが必要ないとされた場合であってもやはりリスクは高いと判断されます.植え込み型ループ心電計(ILR)の適応となりますので,ILRによる長期の心電図モニタリングを検討してください.

V章　失神の治療

## Column　T-LOCを繰り返す60代女性の患者さん

　失神の原因となる不整脈の多くは徐脈性不整脈で，頻脈性不整脈であることは実際に多くはありません．徐脈性不整脈の場合，基本的な治療はペースメーカーということになります．患者さんは60代の女性の方で繰り返す一過性意識消失（T-LOC）を訴え来院されています．外傷により，急性硬膜下血腫の既往もあり，抗てんかん薬内服後にもT-LOCを繰り返しており受診しています．一般的な検査で異常はないということでしたが，12誘導心電図では完全左脚ブロック（図）となっていました．ガイドライン上完全左脚ブロックは高リスクの一つとされています．この患者さんは緊急入院していただき，運動負荷，チルト検査等を施行しましたが異常はみられませんでした．最終的に心臓電気生理学的検査（EPS）を行っています．失神のEPSでは心機能の低下や肥大型心筋症等の心室性不整脈を起こしやすい病態でなければ徐脈の有無を中心に検査していきます．ベースラインでは心房-His束（A-H）時間やHis束-心室（H-V）時間等の伝導障害は認めませんでしたが，Ⅰ群の抗不整脈薬の投与後にH-V時間が延長しておりペースメーカーの適応としました．その後は失神もなく経過しており，失神の原因は房室ブロックによる徐脈と考えられました．

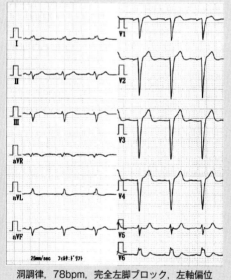

標準12誘導心電図

洞調律，78bpm，完全左脚ブロック，左軸偏位

V章 失神の治療

# 3. カテーテルアブレーションと植え込み型除細動器

**Essence**
- 頻脈性不整脈は，上室性頻拍でも失神原因となりえる．
- 突然死の可能性が高い不整脈の患者さんには，植え込み型除細動器（ICD）の適応を検討する．
- Burugada症候群，QT延長症候群のICDの適応をリスク評価後に検討する．

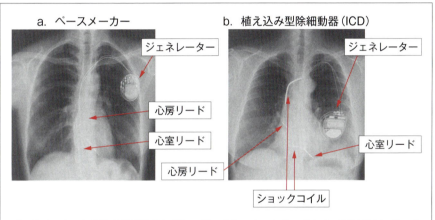

ペースメーカーとICDの構造はそれぞれ，ジェネレーターとリードとなっています．ジェネレーターに電池とコンピュータが入っています．両機器ともペーシングは可能となっています．ICDはショックコイルとジェネレーターとの間に電流を流すことで除細動を行います．

図1 ペースメーカーと植え込み型除細動器

## A カテーテルアブレーション（RFCA）

- 失神患者さんにおけるカテーテルアブレーションは意外にも多いです．
- 理論的には心拍数が160回/分以上になれば上室性不整脈であっても失神の原因にはなりえます．このため，失神患者さんに発作性上室性頻拍・心房粗動が確認された場合は早めに根治的なカテーテルアブレーションの適

- 応を考慮してください.
- また,心拍数がそれほど早くない心房細動でも徐脈頻脈症候群といわれる,停止時に徐脈をきたし失神することをしばしば経験します.このような患者さんには根治的な治療として肺静脈隔離術の適応があります.
- ペースメーカーを植え込む前にカテーテルアブレーションを行い,ペースメーカーの必要がなくなる患者さんも経験しますので専門施設にご相談ください.
- ただ,肺静脈隔離術は他のカテーテル治療に比べるとおおむね再発率が高いと報告されており,再発時に失神をきたす可能性があるため,注意が必要と考えられます.
- 心室性不整脈に関しては根治可能なものであればカテーテルアブレーションを施行します.植え込み型除細動器の必要な症例もありますので,こちらも専門医とご相談いただき治療法を決めてください.

## B 植え込み型除細動器(ICD)

- 原因不明の失神患者さんでICDの適応になる方は非常にまれです.
- 心室細動を起こした患者さんは発作が蘇生時や救急車内で捕まっているケースがほとんどです.失神患者さんでICDの適応になるのは,今後,心室細動などの発生のリスクがある失神患者さんです.
- また,失神以外の原因でICDの適応となる患者さんに対しては失神の原因とは関係なくICDの植え込みを勧めてください.

### 1 Brugada症候群・QT延長症候群

- 表1のように遺伝性の心室性不整脈を起こす疾患ではガイドライン上でいくつかの条件によりICDの適応となります.
- 心室細動が確認されていればclass Ⅰとなりますが,心室細動が確認されていない場合では家族歴・心電図変化・原因不明の失神により分けていきます.
- 原因不明の失神の場合,原因が明らかに反射性失神や徐脈による不整脈で

### 3. カテーテルアブレーションと植え込み型除細動器

表1 先天性QT延長症候群におけるICD植え込みの適応

| class I | ・心室細動または心停止の既往 | | | | | | |
|---|---|---|---|---|---|---|---|
| class II | ・①家族の突然死，② torsade de pointes（TdP）または失神，③ β 遮断薬に対する治療の有効性，の3つから以下のようにIIa，IIbに分類する． | | | | | | |
| | 突然死の家族歴 | ＋ | － | ＋ | ＋ | － | ＋ |
| | TdP，失神の既往 | ＋ | ＋ | － | ＋ | ＋ | － |
| | β 遮断薬 | 無効 | 無効 | 無効 | 有効 | 有効 | 有効 |
| | | IIa | IIa | IIa | IIa | IIb | IIb |

ある場合は除外されます．

● QT延長症候群では内服により発作が抑制できる患者さんもいますので，ICDの適応，特に若年者においては心室細動が証明されていない場合には失神の原因としてあらゆる可能性を検討してから考慮してください．

## 2 器質的疾患

● 虚血性心疾患や他の心疾患でICDの適応のある患者さんには失神の原因とは別にICDの適応となります．

● 例えば，EF25％の虚血性心疾患で，過去に失神はないものの持続性心室頻拍の既往のある方等が反射性失神で受診した場合は失神自体は経過観察で問題ありませんが，ICDの適応があるため注意が必要となってきます．

V章　失神の治療

**Column**　失神のため頭部を打撲した40代男性の患者さん

　先ほどのコラムで失神の原因となる不整脈は徐脈性不整脈が多いと説明しましたが，頻脈性の不整脈の患者さんもいらっしゃいます．そのなかで診断の難しいBrugada症候群についてです．

　患者さんは40代の男性の方です．失神のため頭部を打撲し，病院に救急搬送されました．そこでの心電図はいわゆるtype IのBrugada症候群でした（図）．失神の原因として多形性心室頻拍・心室細動が疑われるため紹介受診しています．この患者さんは頭部の打撲による脳震盪を伴っていたためか，失神前後の記憶がなく前駆症状は全くわかりませんでした．

　ガイドラインでは家族歴や原因不明の失神がある場合は植え込み型除細動器（ICD）の推奨度が高くなってきます．家族歴はないので，失神の原因が心室性不整脈以外であることが証明されれば推奨度は下がってきます．入院にて運動負荷試験やチルト試験，てんかんの検査などを行いましたが診断はつかず，心臓電気生理学的検査（EPS）を施行しました．

　EPSでは心室刺激にて心室細動が誘発されたため，ICDの推奨度が上がります．最終的にはICDの適応と考え説明しましたが，患者さんの同意が得られずセカンドオピニオンを求めて他院を受診しています．

　失神患者さんの場合は，心室細動であった記録がなく，また心肺蘇生を行ったわけでもないため，たとえ推奨度が高くてもICDの植え込みに否定的な方は多くいらっしゃいます．ただ，やはり医学的にはICDの適応であり，使用しないことの危険性を十分に説明しなければいけません．その後は，患者さんの選択に従うしかないところですが，筆者はICDが使用できない場合は，植え込み型心電図による経過観察を患者さんには勧めています．もちろん治療の機器ではないため不整脈の予防にはなりませんし，心室性不整脈出現時には生命の危険性が伴いますが，同じような発作であれば確実な診断が可能となりますので，その後は確実な治療ができるということになります．ただ，医学的にはICDが第一選択であることは絶対に忘れてはいけません．

### 3. カテーテルアブレーションと植え込み型除細動器

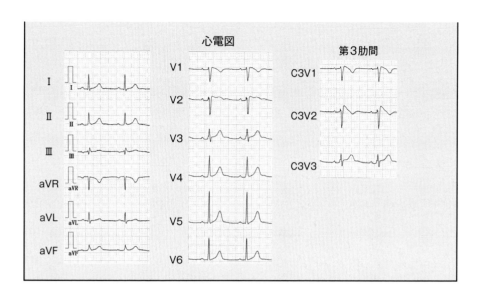

# VI 失神診療の発展 ～Syncope Unit とは～

## Introduction

　失神の診療は各国で違った形で行われているのが実情です．最近の世界的な流れは「Syncope Unit」による専門的な診療です．このシステムは，イタリアなどの欧州で発展しており，有効性を示す報告が多数あります．どのようなものか参考にしてください．日本の実状に適した失神の診療がどのようなものかはわかりませんが，筆者が行っている失神外来（2017年4月より失神センター）での経験も参考にしていただければと思います．

# 失神診療の発展
## ～Syncope Unitとは～

**Essence**
- 海外には失神専門の診療部門が存在し効率的な医療を行い，診断率の向上や医療費の削減に寄与している．
- 今後は専門部門による失神診療の発展が望まれている．

## 失神診療の問題点

### 1 受診先の問題

- 失神・一過性意識消失に関してはこれまでに書いてきた通り，さまざまな原因疾患があるため，どの診療科が最も適しているかはわからないところがあります．
- すべての診療科が快く受診を引き受け，適切な検査・治療が行えれば問題はありませんが，多くの場合複数の診療科での受診を断られ受診先がわからない患者さんや受診しても専門領域での異常の有無のみを確認され，「脳波の異常はない」「心臓の異常はない」といったことで終診となってしまうことがあります．
- また，器質的異常のない反射性失神の患者さんは「大きな病気がないので心配ない」とだけ言われて失神を繰り返すことが多く，診断がつけられたのみで心配ないといわれるケースもありさまざまです．このような原因はいくつか考えられます．
- 原因のひとつは**失神の診療に対して「苦手意識」がある**からだと考えられます．どの分野の医師であっても，一過性意識消失や失神を診療する場合には，これらの原因になりうる疾患に対するある程度の知識および失神の中で最も多い「反射性失神」に対する正しい知識，特に治療に対する知識が必要になってきます．
- さらに，現在の基幹病院においては失神の原因がわからない場合に最後ま

で自分で対応しなければいけないということがほとんどであり，医師が失神の診療に二の足を踏んでいることが想像できます．
- もうひとつの大きな問題として時間の問題があります．失神診療は長い問診から始まるため，初診の患者さんでは少なくとも20分程度の時間が必要になります．
- さらに，心因的な要素が含まれる患者さんではさらに長くなり，一人の患者さんに1時間以上の問診が必要な場合もあります．このような時間が割りにくいためにさらに医師の足が失神診療から遠ざかってしまっていることかと思います．
- イタリアを中心とするヨーロッパにはSyncope Unitと呼ばれる失神の専門部門が存在しています．国によりシステムはさまざまで，循環器内科医などの単一の診療科が中心に行っているUnitもあれば，神経内科および循環器内科，精神科等が混合で診療に当たるUnit等があります．統一性がないようにも見えますが，各々の医師が一定の失神に対する知識を持っているため効率的な診療が可能となっています．
- 複数の検証試験では診断率は上昇し，入院率が低下し，医療費が削減されるなどの効果が報告されています．ESCのガイドライン上でもSyncope（T-LOC）Management Unitとして紹介されており，さまざまな形式，必要な機材も示されています．また，ヨーロッパ不整脈学会からは2015年に「Syncope Unitに関する ステートメント」というposition paperが発行されており，各国での設立を促しています．

## 2 イタリアでのSyncope Unit

- イタリアでのSyncope Unitを具体例としてあげると，GIMSIとよばれる失神の研究グループに認定されたSyncope Unitは2009年には21施設だったものが，2015年には71施設にまで増加してきています（図1）．イタリアの地図で確認していただくと，すべての地域にまんべんなく存在します．
- このうち，75％は循環器系，特に不整脈を専門とする医師が中心となって診療を行っていますが，神経内科，一般内科，救急科，老年科といった

Ⅵ章　失神診療の発展〜Syncope Unit とは〜

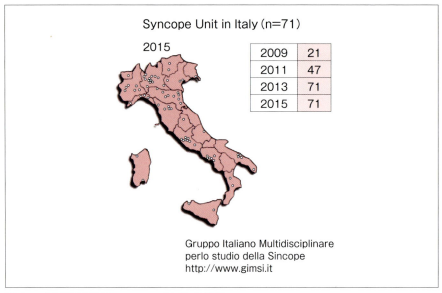

図 1　イタリアでの Syncope Unit の分布

医師が主導になっている施設が残りを占めています．
● ESC のガイドラインではどの診療科が中心となっても有効性は変わらないとされているため，関連診療科の中で興味を持った医師が始めることが多いようです．
● 筆者が失神診療を学んだ Lavagna の Syncope Unit は循環器救急および不整脈疾患を専門に診る部門の中に 20 年以上前に設立されています．循環器科部長である Brignole 先生は ESC のガイドラインの議長も勤めたことのある失神分野の第一人者ですが，Syncope Unit 専属の医師はおらず，月ごとの当番で診療に当たります．ほかに専属の看護師さんがおり，基本的な診療の管理が行えるようになっています．
● 病院の規模ですが，日本とは少し医療システムが違いますが，150 床程度の病院で，心臓外科は併設していない，中規模の病院でした．言ってみれば大学病院や大規模な基幹病院以外でも Syncope Unit は可能ということになります．Lavagna の Syncope Unit では年間 200 名以上の患者さんが

- イタリア全土から来院されていました.
- Syncope Unit の有用性が確認され始めてからアメリカでも同様の仕組みが作られてきています.やはり,国により医療システムが違うように少しずつ形を変えその国にあった形式をとっているようです.イタリアの Syncope Unit では主に他の病院や診療所にて診断できなかった患者さんや治療法に苦慮する患者さんの診療を行っています.わが国では,このような失神専門の部門は存在しません.

## 3 Syncope Unit・失神外来の目的

- 筆者は2011年にイタリアでの研修・留学から帰国し,2012年に聖マリアンナ医科大学循環器内科異動後に失神外来を開始し,2017年より聖マリアンナ医科大学東横病院で失神センターを開設し診療しています.
- 失神外来の現在の目的は,

> ①失神患者さんの受診先を明確にする.
> ②失神患者さんに対してガイドラインに準拠した診療を行う.
> ③正しい診断と治療により患者さんとその周囲の人生を明るくする.

の3つです.
- まずは①についてですが,**失神という病名を出すことで失神患者さんが診療科の選択を迷わずに受診しやすい環境を作ることができます**.なかには失神ではない他の疾患を原因とする意識消失の患者さんがいらっしゃいますが,失神外来で評価することで,適切な診療科に誘導することが可能となります.
- 当初の目的でもあった②に関しては**適切な診療を行うことで医療費の削減も可能**となり,患者さんにも社会にも優しい診療を目指しています.
- 最後に③ですが,この目的は最近できた目標になります.失神の診療を行っていくと不必要な薬を長期に飲んでいるために,妊娠できないという女性や,本来なら必要のない運転制限のために生活が困っているという患者さんに出会うことがあります.このような患者さんに制限の必要がないことを説明すると非常に喜ばれ,**人生が明るくなる**といわれた経験があります.

## VI章　失神診療の発展〜Syncope Unit とは〜

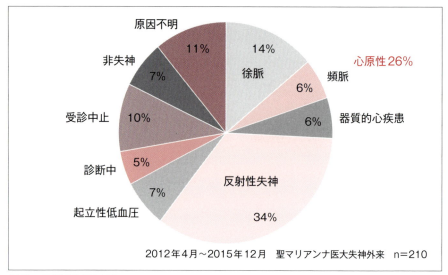

**図2　失神の原因疾患**

このことを教訓としてひとつの目的として掲げさせていただいています．
- 5年程度経過したところで受診患者数は500人を超えており失神外来の必要性を再認識しています．少し前のデータになりますが，図2のグラフを見ていただくとわかるように原因不明の患者さんも一定数存在します．この患者さんの多くが低リスク・低頻度の患者さんで特に失神が生活に影響は与えることはない患者さんですが，やはり数人は意識消失を繰り返すものの原因がわからない患者さんも存在しています．
- また，診療の途中で受診を中止する患者さんや，診断前に検査・治療の希望がなく診療を中止される患者さんが1割程度存在します．多くが植え込み型ループ心電図などのやや侵襲的手技の拒否でした．この傾向は他の国での報告はほとんどないため日本特有なのかもしれません．
- Syncope Unit・失神外来のもう一つの利点としては多くの失神患者さんが集まるため，研究においても利点があり，失神診療の発達のために欠かせない存在と考えています．ただ，失神患者は診療のさまざまな部分で遭遇するのですべての医師が一定の診療知識を持つ必要があります．

# 索　引

## 欧　文

### A

aura　26

### B

Brugada 症候群　102, 104

### C

cardioinhibitory type　73
carotid sinus massage (CSM)　37, 71
close loop stimulation (CLS)　97

### E

EGSYS score　46
electrophysiological study (EPS)　83
external loop recorder (ELR)　17

### I

ICD　101, 102
implantable loop recorder (ILR)　89
insertable cardiac monitor (ICM)　90

### M

mixed type　73

### O

OESIL score　46

### P

physical counterpressure manoeuvre (PCM)　63, 64
postural tachycardia syndrome (POTS)　54

### Q

QT 延長症候群　102

### R

rate drop response (RDR)　98
RFCA　101

### S

San Francisco Syncope Rule　42
situational syncope　66
subclavian steal syndrome　36

syncope 1
Syncope Unit 107

### T

transient loss of consciousness(T-LOC) 3, 20

### V

vasodepressor type 73
vasovagal syncope 59

## 和文

### あ

アウラ 24

### い

異常行動 27
イタリアン・プロトコール 86
一過性意識消失 3, 20
　　──の分類 5
イベントレコーダー 88
飲酒 25

### う

植え込み型除細動器 101, 102
植え込み型ループ式心電図 88, 89

運転制限 32
運動負荷試験 80

### え

嚥下性失神 67, 69

### か

外傷 27
咳嗽失神 67, 69
カテーテルアブレーション 101
完全左脚ブロック 100
冠動脈CT 83
冠動脈造影 83

### き

偽失神 4
気分不快 26
胸痛 28
胸部レントゲン 40
起立試験 36
起立性低血圧 5, 53, 94
　　──の原因 56
起立不耐症症候群 54
筋肉痛 28

### け

経食道心エコー 83
頸動脈エコー 81
頸動脈過敏性失神 25

頸動脈洞症候群　70, 72
頸動脈洞マッサージ　37, 71
痙攣　26
血圧測定　36
血管雑音　35
血管迷走神経性失神　59, 72
血管抑制型　73
幻臭　24, 26

高血圧　57
古典的起立性低血圧　53
混合型　73

採血　42
鎖骨下動脈盗血症候群　36
左室機能・形態異常　79
左房径の拡大　79
左房粘液腫　34

失神　1
失神患者の予後　45
状況失神　66
初期起立性低血圧　53
徐脈性不整脈　99
心エコー検査　78
心筋シンチグラム　83
神経症状　26

神経調節性失神　58
心原性失神　5, 44, 95
心雑音　34
心臓カテーテル検査　83
心臓電気生理学的検査　83
心臓弁膜症　78
身体所見　34
心電図　39
心抑制型　73

舌咬　27
前失神　3, 24

外付けループレコーダー　17

体位性起立頻脈症候群　54
大動脈弁狭窄症　34

遅延性起立性低血圧　55
長期心電図モニター　88
聴診　34
チルト試験　61, 84
陳旧性脳梗塞　36

### つ

椎骨動脈　25

### て

てんかん　9, 24, 32, 43

### と

動悸　26
頭部 CT　42, 81
頭部 MRI　42, 81

### の

脳波　81

### は

排尿失神　66, 69
排便失神　67, 69
反射性失神　5, 58, 70, 95

### ひ

肥大型心筋症　34
標準 12 誘導心電図　100
病歴チェックリスト　29

### ふ

不整脈性失神　40

### へ

ペースメーカー　74, 97

### ほ

ホルター心電図　80

### も

問診　20
問診票　30

### や

薬物治療　94

### り

リスクの層別化　44

### れ

冷汗　26

## 古川 俊行（ふるかわ・としゆき）

●著者略歴

| | |
|---|---|
| 1973 年 | 千葉県市川市生まれ |
| 1998 年 | 聖マリアンナ医科大学卒業後，東京医科歯科大学第1内科で初期研修 |
| 1999 年 | 武蔵野赤十字病院，国保旭中央病院で内科・循環器内科研修 |
| 2002 年 | 横浜南共済病院循環器内科 |
| 2009 年 | 東京医科歯科大学大学院卒業，豊島病院を経てイタリア共和国，リアグリア州Lavagna 病院に留学 |
| 2011 年 | 秀和綜合病院循環器内科 |
| 2012 年 | 聖マリアンナ医科大学循環器内科　失神外来を開始 |
| 2017 年 | 聖マリアンナ医科大学東横病院　失神センターでの診療を開始 |
| 現　職 | 聖マリアンナ医科大学東横病院　失神センター　講師・センター長 |

検印省略

## 失神外来を始めよう！
失神のリスク評価の考え方・進め方

定価（本体 3,000 円 + 税）

2017 年 5 月 3 日　第 1 版　第 1 刷発行

| | |
|---|---|
| 著　者 | 古川　俊行（ふるかわ　としゆき） |
| 発行者 | 浅井　麻紀 |
| 発行所 | 株式会社 文光堂 |
| | 〒113-0033　東京都文京区本郷 7-2-7 |
| | TEL （03）3813-5478（営業） |
| | 　　 （03）3813-5411（編集） |

© 古川俊行, 2017　　　　　　　　　　　印刷・製本：広研印刷

乱丁，落丁の際はお取り替えいたします．

ISBN978-4-8306-1938-0　　　　　　　　　　　Printed in Japan

・本書の複製権，翻訳権・翻案権，上映権，譲渡権，公衆送信権（送信可能化権を含む），二次的著作物の利用に関する原著作者の権利は，株式会社文光堂が保有します．
・本書を無断で複製する行為（コピー，スキャン，デジタルデータ化など）は，私的使用のための複製など著作権法上の限られた例外を除き禁じられています．大学，病院，企業などにおいて，業務上使用する目的で上記の行為を行うことは，使用範囲が内部に限られるものであっても私的使用には該当せず，違法です．また私的使用に該当する場合であっても，代行業者等の第三者に依頼して上記の行為を行うことは違法となります．
・JCOPY〈出版者著作権管理機構 委託出版物〉
本書を複製される場合は，そのつど事前に出版者著作権管理機構（電話 03-3513-6969，FAX 03-3513-6979，e-mail：info@jcopy.or.jp）の許諾を得てください．